JN087108

The Mindfulness Prescription for Adult ADHD:
An Eight-Step Program for Strengthening Attention, Managing Emotions, and Achieving Your Goals

大人のADHDのための
マインドフルネス

注意力を強化し，感情を調整して，目標を達成するための8つのステッププログラム

リディア・ジラウスカ　　大野　裕・中野有美＊監訳　　中野有美・中川敦子＊訳

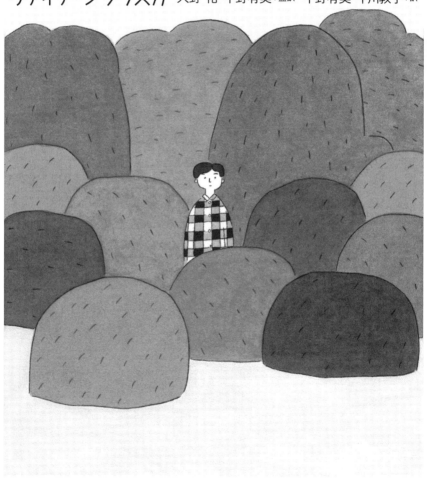

金剛出版

The Mindfulness Prescription for Adult ADHD :
An Eight-Step Program for Strengthening Attention, Managing Emotions, and Achieving Your Goals
by Lidia Zylowska, MD

Copyright ©2012 by Lidia Zylowska
Japanese translation published by arrangement with Shambhala Publications, Inc.
through The English Agency (Japan) Ltd.

序　文

Daniel J. Siegel. MD

　注意を集中し，感情のバランスを保ち，人間関係を改善し，人生を向上させる
実践的な方法があなたの手の中にあります。本当だとしたら，あまりにもうまい
話に聞こえませんか。でも，この本が紹介するのは，自分の気づきに焦点をあて
ることで脳の構造を実際に変化させる方法であり，研究に裏付けられたもので
す。冗談を言っているのではありません。この本に書かれている実践的なステッ
プを踏めば，より注意集中した生き方を支える脳内の繋がりを強化できます。
ADHD をもつ人はもちろん，そうではない人にとっても，マインドフルな気づ
きをどう育むかを学ぶことは日々の暮らしに役立ちます。この本は注意に困難を
抱える人のために書かれており，そういった方は特に自分に当てはまり実用的だ
とわかるでしょう。

　でも，なぜ"マインドフル"でいることや"マインドフルな気づき"を得る方
法を学ぶことが助けになるのでしょう？　次のように考えてみてください。注意
とは私たちを巡るエネルギーの流れです。たとえば，誰かが私たちに言っている
ことを聞くのにエネルギーを集中させるとします。でもそこでラジオが耳に入っ
たりテレビが目を引くと，その人の言葉は注意集中から遠ざかるでしょう。この
ような妨害によって私たちは他の人が言っていたことを覚えていることができな
くなり，人間関係がストレスにさらされます。あまり良くないですね！　その人
が友人なら，配偶者なら，先生なら，あるいは上司なら，そのような注意散漫は
大きな，そして尾を引く問題となるでしょう。私たちは申し訳ないと思います
し，相手は尊重されていないと思うでしょう。誰にとっても注意を維持し続ける
ことは容易ではないのです。しかも若い人の場合，注意集中できないことで，自
分の存在に対し肯定的な感覚を得にくくなります。あなたが，やるべきことを
やっていない，と言われ，これを何度も何度も何度も何度も何度も繰り返
し言われるのは辛いことです。もう十分ったら十分！

　ADHD のこのような困難に対して，今ここに新しい処方箋があります。実践
的なアプローチで，すでに薬の処方を受けている場合でも，一般的な薬であれば

併用することができます。UCLA Mindful Awareness Research Center におい
て，Lidia Zylowska, MD の主導で試験的な研究が行われました。研究所の同僚
と彼女はマインドフルネスに基づいたプログラムを作り，そのプログラムが注意
に困難を抱える大人と青年期の若者に対し，集中力やその他の"実行スキル"を
劇的に改善する可能性が示されたのです。この最初の試験的研究から得られた結
果は，今後さらに確証する必要がありますが，その所見と Dr. Zylowska の患者
さんとの臨床経験が，ここに，ADHD をもつ人々への使いやすくてすぐに活用
できるガイドブックとして提供されています。

　この本にはあなたのために何が書かれているのでしょう？　ここに書かれた実
践的な方法を使って，あなたの生活を変えることができます。新しい方法で注意
を集中させるやり方を学ぶと，注意を集中し維持させる脳の領域を実際に強化す
ることができるのです。またどうやって感情のバランスを取り，より良い人間関
係を築き育てれば良いのかがわかるでしょう。驚くべきことですが，本当です。
あなたの脳によるフラフラと定まらない注意力に，これ以上悩まされる必要はあ
りません。さあ，この本を通して　実践的な練習を積み，注意のマインドフルス
キルを学んで実際に脳と仲良くなりましょう。「ADHD のような遺伝の問題を抱
えて生まれた場合，薬以外に何が脳に手を差し伸べられるのか」と言う人がいま
す。研究の蓄積からはっきりと言えるのは，たとえ生まれながらの問題（気分や
不安，注意の問題）であっても，心のトレーニング法を学んで脳を変化させるこ
とができるということです。その変化を生む秘密の成分とは，この本に書かれて
いる注意のトレーニングであり，どうやってやるのかをこれから学びます。

　でも「どうして注意が脳を変えるのか，そして，その変化が実際に起きること
をどうやって知るのか？」と疑問に思うかもしれません。注意とは神経系を通し
てエネルギーを集中させることです。脳を構成する神経細胞が注意により発火す
ると，これらは本当に細胞同士の繋がりを変化させるのです。マインドフルな気
づきの練習をすると，注意，感情の調整，対応の柔軟性，洞察力，共感性，さら
には知性的でいること，などを司る脳の実行回路が活性化して鍛えられます。騙
そうとしているのではありません。マインドフルな気づきの練習を学んだ人たち
の脳を検証した幅広い研究から，おおむねこの変化が事実であることがわかって
います。マインドフルネスの練習は注意の集中を必要とし，運動が筋肉を鍛える
ように，集中が脳のエネルギーを生み出し脳を強くします。この本の内容である
マインドフルな気づきの練習は，心の筋肉を鍛えるのです。

　さあ，試してみるしかないでしょう？「さあはじめよう！」というやる気さえ

あれば，すべてが手に入ります。飛び込み，たくさん学び，楽しみましょう。

Daniel J. Siegel, MD
精神科臨床教授，UCLA School of Medicine 共同理事，
Mindful Awareness Research Center 理事，Mindsight Institute

謝　辞

　この本にさまざまな惜しみない貢献をしてくださった多くの方々に深く感謝します。まず初めに感謝したいのが，執筆にあたり素晴らしい助言をいただいた Trumpeter Books の編集者，Eden Steinberg，そして出版まで導いてくださった Ben Gleason です。また著作権代理人である Stephanie Tade，初期の編集をご担当くださった Karalynn Ott にも感謝しています。

　この本は同僚である専門家たちの多大な貢献がなければ完成しませんでした。UCLA Robert Wood Johnson 臨床奨学プログラムの期間，ご指導くださった Dr. Kenneth Wells に心より感謝致します。研究を直接手伝ってくれた，UCLA Mindful Awareness Research Center の Dr. Susan Smalley，Diana Winston，Dr. Deborah ackerman，さらに何年にもわたる揺るぎないサポートを提供し，序文を寄せてくださった Dr. Daniel Siegel に謝意を表します。

　マインドフルネス瞑想法について理解を深めることができたのは，以下の臨床家やよき師のおかげでした。心身医療を紹介してくださった Dr. Ka Kit Hui，マインドフルネスへの素晴らしい洞察をくださり，この仕事を励ましてくださった Dr. James Finely，そしてご自身の最新の神経科学に基づくマインドフルネスへのアプローチについて私と議論してくださった Dr. Jeffrey Schwartz に感謝致します。Dr. Jon Kabat-zinn，Dr. Zindel Segal，Dr. Mark Williams，Dr. John Teasdale らの著書や研究は私に ADHD についてのモデルを提供してくださいました。私はこれらの人たちやその他のマインドフルネスの先生方の思いやりにあふれる仕事を心から尊敬しています。

　この本の執筆を励ましてくださった同僚の Dr. Mark Bertin，Mimi Handlin，Dr. Elisha Goldstein，Dr. Ari Tuckman，懇切丁寧にレビューしてくださった Dr. Edward Hallowell，そして自身の体験談を私と共有していただいた私の患者さんたちに，謝辞を述べます。

　初めての執筆作業は大変ではありましたが，やりがいのあるものでした。この道のりをさまざまな方法で支えてくれた母親と家族，友人たちに感謝します。私

の人生においてあなた方は，賢く，優しく，そして愛に溢れた存在です。この本を書くにあたり，初期のアイデアをレビューしてくれた私の姉妹の Agnieszka と義理の兄弟の Michael Goeller へは感謝してもし尽くせません。

　私が書いたとおり，この瞬間に目を向けることを思い出させてくれた素晴らしい飼い猫の Boots，ありがとう。最後になりましたが最も大切な，愛する夫 Jeff へ，仕事中の私の側にいてくれたこと，食事を用意し，落ち着かせてくれたこと，この本に役に立つコメントをくれたことに感謝します。

目　　次

序　章

刺激と反応の間には，間がある。
その間には，どう反応するかを選択する私たちの力がある。
その反応の中に，私たちの成長と自由がある。
ヴィクトール・フランクル『夜と霧』

- もし注意，衝動コントロール，人生の質を改善するメンタルトレーニングが
あるとしたら，試してみたいですか？
- もし日々の生活で，これまでのパターンや反応から一歩距離を置いて，新し
いやり方でストレスに対処し行動を起こすことができるとしたらやってみま
すか？
- もし感情のバランスや喜びへの感性を高めることができたら，ライフスタイ
ルを変えてみたいですか？
- もし，自分自身や自分の愛する人に対してもっと気づきを深めることができ
るとしたら，刺激を受けて，やる気が出ませんか？
- もし ADHD の症状をかなりコントロールできるとしたら，違ってくると思
いませんか？
- もし自分の ADHD と ADHD でない部分の両方を今まで以上に評価できる
ようになるとしたら，より幸せになると思いませんか？

　もしこの質問の全部，あるいは1つでも気になるのであれば，この本はあな
たのためになります。「大人の ADHD のためのマインドフルネスの処方箋」が
ADHD への理解を深め，自身の課題に取り組む際の新しい道具，そして方法と
なるでしょう。

　どのような変化や成長も，気づきから始まります。そして気づきを増やすに
は，教育，人生経験，他の人からのフィードバックなどたくさんの方法がありま
す。気づきは，すべてが起きている今この瞬間に注意を向ける能力であり，変化
するための機会を沢山生み出すのです。マインドフルネスは今この瞬間への気づ

きのトレーニングであり，この本ではこのようなトレーニングが ADHD をもつ
大人にどのように役に立つのかについて書きました。

　大人の ADHD とマインドフルネスに基づく治療を専門とする精神科医として，
私は大勢の大人に対し，マインドフルネストレーニングを通して ADHD 症状へ
の対応を支援してきました。マインドフルネスはストレス，不安，抑うつに対し
て効果的なアプローチであり，脳の健康に対しても良い影響を与えることがわ
かっています。ADHD に対するこの強力なツールについて，まだまだ沢山学ぶ
ことがあります。この本が，ADHD の分野でマインドフルネスにさらに関心が
集まるきっかけとなることを期待しています。私と一緒にこの治療法を理解し試
してみましょう。

大人の ADHD のためのマインドフルネス

注意力を強化し，感情を調整して，目標を達成するための
8 つのステッププログラム

読者の皆さんへ

──今回は，いつもと違うことをしてみましょう──

　もし皆さんが私と同じように本の序論の部分を読み飛ばしてしまうことが多いなら，**今回は，いつもと違うことをしてみる**ことをお勧めします。

　先に進みたいという衝動が起こったら，どんなものでも，好奇心を持って気づけるようにしてください。それだけでなく，その衝動に抵抗し，読み続けるようにしてください。この序論の部分に目を通せば，私のお伝えしたいことがおわかりいただけますし，本書の内容を読むための基礎固めができます。

　この序論を一読することで，マインドフルな気づきを初めて実践することになるでしょう。ご自身の**習慣的あるいは自動的な反応**（この場合は序論を読まない，ということ）に気づくことができ，**新たな気づきと行動選択**を探究することができるでしょう。

　一方で，普段から序論を読むタイプなら，今回序論を読み飛ばさないのは習慣からだけではなく，意図的な選択の面もあるという深い気づきをもって，読み進めることをお勧めします。

　では，重要なことを最初にお話しします。本書は，注意欠如・多動症／注意欠如・多動性障害，すなわち ADHD，をおもちの方，あるいは，もしかしたら自分は ADHD かも，と思っていらっしゃる方のためのものです。**ADD** は，ADHD のよく使われる別称ですが，多動がない ADHD を指します。しかし，一般的に **ADHD** という語は，より詳細で科学的に受け入れられている用語で，この症状のすべてのタイプ（たとえば，ADHD －不注意優勢型，ADHD －多動性・衝動性優勢型，ADHD －混合型）のことを指します。話をわかりやすくするために，この本では**すべてのタイプ**を含む場合は，ADHD という用語を使います。

　次に，よく見られる ADHD に伴う困難についての簡易チェックリストを示します。

- ☐ 注意を払うことが困難だったり，簡単に飽きたり注意がそれたりしますか？
- ☐ 頭を整理することが難しいですか？

- [ ] 計画を始めたり終わらせたりすることが難しいですか？
- [ ] 事務作業が嫌だったり，メールを滞らせないことが難しかったりしますか？
- [ ] 鍵や財布のような大切なものをなくしたり置き忘れたりすることがよくありますか？
- [ ] 支払いが遅れて追加料金を課されることがよくありますか？
- [ ] 落ち着かない感じがしたり，リラックスできなかったり，いつも忙しくしていなければならないと感じることがよくありますか？
- [ ] 他の人よりも転職が多かったり，「興味の対象が多すぎたり」する傾向はありますか？
- [ ] 人が話しているときに遮ったり，そうしたいとは思わないときでさえ，うっかり口走ったりする，というようなことがありますか？
- [ ] 時間の管理や遅れないようにすることが困難ですか？
- [ ] 退屈したり，我慢できなかったり，すぐにストレスがたまったり，気分のアップダウンに悩まされたりすることがよくありますか？

　もしあなたが，これらの質問のほとんどに「はい」と答えたとすれば，ADHDをもつ成人（大人のADHD）である可能性があります。専門医によって診断を受けたことがないのであれば，どうぞ，かかりつけ医やセラピスト，できればADHDの専門家と話しあってみてください。この症状は，子どもに見られることが多いのですが，成人にも現れます。ADHDをもつ子どもの少なくとも半数は成人になっても困難を抱え続け，アメリカ合衆国では成人全人口の4％以上が顕著なADHD症状を報告していることがわかっています。

　私たちは皆，時折，ぽうっとしたり，そわそわしたり，忘れっぽかったりすることがありますが，ADHDをもつ成人は，**ほとんどの時間**，こういった感覚に悪戦苦闘しています。もしあなたがADHDをもっていれば，注意をうまく向けられない，頭が整理されない，落ち着かない，衝動的である，感情の起伏が激しい，といった諸問題のために生活に多くの困難が生じ，学校や職場，人間関係で能力を存分に発揮できなくなることがあるでしょう。これらの問題は，単に不定期に起きる面倒なことやフラストレーションではありません。これらは日常茶飯事で，自分自身を頼りにできない，という慢性的な感覚をもたらします。

　一般的に，ADHDは，専門家が**自己調整**（self-regulation）と呼ぶセルフコントロールを難しくします。例を示しましょう。いま仕事の面接のために出かけ

る準備をしています。ところが，着信した E メールにあなたの注意が向きます。すると，あなたは，その E メールを読み始め，時がたつのを忘れます。結局，気がついたときには約束の時間に遅れてしまっています。あなたは，気が散った自分を責め，慌てて出発します。疲れ果てながら，履歴書を持たずに外へ飛び出す！　すでに遅すぎるのに，面接に出席しようとするので，その 1 日は非常にストレスフルになります。この ADHD のサイクルは，何度も繰り返され，慢性的なストレス，自信喪失につながり，物事をなし遂げたり目標に達したりすることに関する問題が絶え間なく続くことになるのです。

　ADHD はセルフコントロールの発達を妨げるので，自己調整を改善するための技術がとても役立ちます。**マインドフルネスあるいはマインドフルな気づき**は，瞑想実践に由来する一種のメンタルトレーニングで，そのような技術の一つになります。マインドフルネスは成人の ADHD の症状を理解し，管理するための方法の一つであり，本書はその探究へと，あなたをお誘いします。

ご自身でやってみましょう

　すぐできる実験をしてみましょう。この本を今まさに手に持っているという経験に，注意を向けることはできますか？　注意をこの瞬間の感覚に移動してください。もし，座っているなら，あなたの体が椅子とどのように接触しているのかに気づいてください。圧力や体重がかかっているポイントに気づかれましたか？　もし混雑したバスや地下鉄の中で立っているなら，体の姿勢に気づいてください。注意を足元に向けましょう。足元にあるうずきや圧力のような感覚に気づいてください。ひょっとすると，感覚がないことに気づくかもしれません。しばらくしたら，注意を手に移動させてください。今，あなたの手は何をしていますか？　この本と接触している部分や，紙に触っているとどんな感じがするかに気づいてください。

・・・

　マインドフルネスの最重要点は，寛容さと好奇心をもって今この瞬間に意図的に注意を向けることです。

・・・

　マインドフルネスは，あなたを運転席に乗せ，あなたの注意をあなたが向けたいところへ向かわせます。私たちの日常の経験の多くは，まったくその逆です。私たちの注意はしばしばいろいろな方向に引っ張られます。すなわち，考え事を

していたり，気を取られていたりします。複数の課題のために，つまり家庭や職場での業務，絶え間ないＥメールメッセージや電話のために，注意が散漫になりやすくなります。よく言われるように，私たちは「ADD 文化」の中に生きているため，本当の ADHD でない人々でも，集中できないと感じることが多いのです。もし，あなたが ADHD であれば，あなたの注意はもともと次から次へと飛び移る傾向があるので，注意散漫になりやすい環境の落とし穴はさらに大きくなっているのです。

　マインドフルネス（あるいは，マインドフルな気づき）は，注意散漫になったり，考え事をしていたり，空想に耽ったりすることとは逆のものです。マインドフルネスでは，注意を怠らず，今，この瞬間に自分がしていることに気づいていることが必要なのです。そこには，自動的な反応や判断，期待で制限されず「今，ここにあるもの」をクリアかつシンプルに見るために，時々刻々と行っている私たちの経験の跡をたどることが含まれます。マインドフルネスは気づきや内省，選択をもたらします。それは，自動操縦の状態と正反対のものです。

　マインドフルネスは，その中核に，ハートフルネス（心がこもっていること）が含まれています。マインドフルネスには，あなた自身とあなたの経験をいたわり慈しむことが必要だからです。私たちは，自分がどのように存在しているか，何を感じるかについて自己批判に終わることがしばしばで，その態度のために経験から学べなくなります。このように判断しようとする批判的な視点のせいで，行き詰ってしまったり，恥ずかしい思いをしたり，極度に敏感になりすぎてしまったりする可能性があるのです。また，そのように見るために，自分の行動が何か間違っていることを十分にわかっているにもかかわらず，悪いところが何もないようなふりをしやすくなります。マインドフルネスは私たちに，今あるその状態そのものを受け入れる手助けをしてくれます。逆説的ですが，受け入れることによって成長し変化することが可能になるのです。

マインドフルネス＝ハートフルネス

　マインドフルネスの実践は，瞑想に由来していて，注意のスキルを強め，自己認識を深め，感情面での幸福感を向上させます。正式な瞑想かどうかにかかわらず，さまざまな方法で行うことができる一種のメンタルトレーニングです。それが，私のような，長時間座っていることが困難な人々にとっては福音なのです！

　マインドフルネスは，慢性痛やストレス，抑うつ，不安，嗜癖といった心身の

問題の治療法として，多くの成果を上げています。過去数年間に世界中の学術機関で行われた研究では，医学生から，うつ病を患う患者，小学生に至るさまざまな集団に，8週間のマインドフルネストレーニングを行うことによって精神症状や幸福感が改善することが明らかになっています[1]。その一方で，神経科学の研究では，マインドフルネスのようなメンタルエクササイズによって，注意と感情調節に関与している脳回路を強化できることが指摘されています[2]。

マインドフルネスとの出会い

　私は，California 大学 Los Angeles 校（UCLA）で精神科研修医だった1990年代後半に，初めてマインドフルネスについて学びました。精神科における補完代替医療の実践に興味があり，UCLA にある東西医学センターの給費研究員になることを決意しました。そこに在籍している間に，私は，瞑想を含む心と体の演習を受けました。マインドフルネスストレス低減法のような既存のプログラムについて学び，まもなく，私自身と担当していた患者さんの両方に対するマインドフルネストレーニングの力に魅了されました。マインドフルネストレーニングに関する書物はすべて読み，ワークショップやトレーニングセッションに参加し始めました。そこで，直接，マインドフルな気づきを経験しました。別人になったかのような体験でした。

　大きなひらめきは，私が**自分の注意に注意を払う**ことができることに気づいたときに訪れました。私は，自分の思考，感情，身体反応がこれまでにない方法で，つまり，それらにとらわれることなく，それらを変化させようとせずに，観察できることを学びました。最初に行った1週間にわたる瞑想で，私は，まったく異なる方法で，——コントロールされるのではなく注目することによって——，自分の忙しい心をほんの一瞬ですが観察する体験をしました。あるとき，私の中で動揺が広がっていくのに気づきました。しかし，そういった気持ちを追い払うのでも完全に打ちのめされるのでもなく，私は，明らかに動揺しているときに，自分の体がどういう感じがするのか，に注意を向けることを選びました。そのとき，自分の思考がしばしば自分自身や他者に対して批判的だったり親切でなかったりすることに気づいたのです。そして，やさしく自分を思いやることで，自分が「行き詰っている」場所を知ることができるということを知りました。

　私は，また，生活の中でマインドフルネス実践を一貫して継続していくこ

とが，一生懸命やっていても難しいことがわかりました。身体的なエクササイズと同様，自分にとって良いことだとわかっていても，必ずしも続けられるとは限らないのです！ ですから，私は，1日を通じて，たとえ一呼吸でも，生活の中にできるだけ多くのマインドフルネスの時間を持ち込むようにしたのです。

　自分自身の経験から，マインドフルネスの実践は，精神的な幸福を感じるための効果的で重要な手段であると，悟りました。そして，ADHD で悪戦苦闘している成人にどのように適用できるかについて研究したくなりました。2004 年には，UCLA の Mindful Awareness Research Center で，Mindful Awareness Practices（MAPs）for ADHD と名付けたプログラムを考案しました。MAPs のプログラムは，注意力を強化し，感情のバランスを取り，ADHD を抱えながらも何とか生活していく方法を教えます。

　私たちの最初の研究では，ADHD と診断された成人と 10 代の若者のグループにこのプログラムを試行しました[3]。8 週間のトレーニングは好評で，参加者が経験している ADHD 症状や幸福感についてプラスの変化が統計学的に有意に生じたことを確認しました。その後，参加者の大多数は，不安感，抑うつ感，ストレスだけでなく ADHD の症状も減ったことを報告しました。彼らのほとんどは，注意，記憶，論理的思考のそれぞれ異なった側面を測定する認知力のさまざまなテストで成績が良くなりました。特に，気が散る状況で注意を保つ能力が改善されてきているように見えました。

　私たちの研究の参加者の一人は，「頭の中で何が起こっているのか，以前よりわかります。授業で良い成績をとることで自己批判が減りましたし，後手に回ることが少なくなり，以前より自分を許すことができるようになりました」と話してくれました。また他の参加者は「気が散っていく自分を観察できて，それで自分を元に戻すことができるという発想は，おそらく最も重要な点でした。瞑想の中でそれを実践する経験をして……，行ったり来たり。ですから，与えられた課題から自分が距離を取っていることに次に気づいたときには，より観察しやすくなりますし，課題に戻ることもちょっとうまくなります」と話しました。

　この最初の研究は統制群を置きませんでした。ADHD 症状に対するマインドフルネストレーニングのプラスの効果を確かめるためにはさらに研究が必要で，現在，その研究を計画中です。最近，オーストラリア，Deakin 大学の Anna Uliando と同僚が，ADHD と診断されている 8 歳から 12 歳向けに MAPs プログラ

ラムを改変して使っています。適切に計画された対照試験では，15名の子ども
を8週間のプログラムに組み込み，ADHDで"通常治療"を受けている20名の
子どもと比較しました。総合的な結果は（まだ論文として出版されてはいません
が）10代と成人に対して行った私たちの研究の所見，すなわち，マインドフル
ネストレーニングは，注意，ADHD症状，不安感，抑うつ感のある側面を改善
するという所見を支持するものでした。

　この7年間をかけて，私もまた臨床実践の中で，多くのADHDをもつ成人に
対してマインドフルネスを使ってきました。本書は，私の臨床活動をベースとし
ていて，患者さんたちの語りや経験の多くが含まれています。*

本書の構成

　本書のPart 1では，マインドフルネスについてさらに詳しく記述し，このア
プローチがどのようにADHDと診断された方々の役に立つのかについて書いて
います。本書の中核部分であるPart 2では，8個の一連の手順のマインドフルネ
ストレーニングを説明します。8週間で行われるように書きましたが，ご自身の
ペースで自由に進んでくだされればよろしいかと思います。本書には音声CDがつ
いていて，極めて重要なマインドフルネスの実践の部分を指導する内容になって
います（本書にかかれたURL〔www.shambhala.com/Mindfulness Prescription〕
で英語の原本がFreeでダウンロードできます）。本書の最終章では，ADHDの
日常生活でのマインドフルネス活用法について論じ，よくある質問に答えていま
す。マインドフルネス実践の索引と追加の資料を本文の後に付けました。

　もし，あなたがADHDと診断されているなら，冗長な説明なしに簡単な
「箇条書き」形式で示されている方が，学習しやすいかもしれません。一般に
ADHDをもつ人には，イメージや語り，（捕足記事のような）囲み記事で示すと，
読みやすく内容の主要ポイントを理解しやすくなります。ですから，本書は，

- 成人でADHDをもつ方とそのご家族のために役立つツールとして，マイン
ドフルネスを紹介します。
- ADHD症状の悪影響を打ち消し，ADHDをもっていても健康的に生きるた
めに，どのようにマインドフルネスを活用できるかを説明します。
- ADHDの方がわかりやすく，学びやすくなる形で情報をお伝えします。

---

*秘密保持のために患者さんたちの名前は変えてあります。

　本書を読むことで，すべての日常の体験に異なる方法で関わることに強い好奇心を持つようになっていただければと思います。さらに，あなたが一生を通じてマインドフルネスを学び続け，自分自身のものにし，洞察力，自分へのセルフ・コンパッション，積極的な行動を求め，潜在能力を探求し続けることも望んでいます。マインドフルネスを探求していくなかで発見したことがあれば遠慮なく私にお知らせください。

マインドフルな ADHD の旅の成功を祈って！

Dr. Z

Part 1

マインドフルネス

心は鍛えることができる

1. 注意を向ける別の方法

経験とは，自分が意識的に注意を向けようと決める事柄である
——ウィリアム・ジェイムズ『心理學の根本問題』より

注意は世界を知るための窓です。世界とは，私たちの外側も内側も両方です。注意によってこそ，ある情報が流れ込み，私たちの意識的な経験の一部になる。何かに注意を向けようと決心することは，何を見て何を見ないかを決定することであり，何に気づき何を見逃すかを決めることです。注意が私たちの気づきを形作ると同時に，私たちの選択と行動に情報を提供します。そして，私たちが現在の神経科学研究からわかっているように，注意は私たちの脳の機能と構造をも方向付けます。突き詰めていくと，私たちがどこに注意を向けるか，いかに他のことがらに注意を奪われるのか，ということが私たちの人生を形作るのです。

どこに注意を向けているかということが私たちの人生を形作る

信じる，信じないにかかわらず，私たちの人生を決定する注意の力はADHDをもつ患者にとって悪いニュースではありません。たしかに，ADHDをもつ人は根底にある遺伝的性質のために，注意をコントロールすることが難しいのです。しかし，話はそれで終わりではありません。あなたがADHDと診断されていてもいなくても，あなたは注意を向けたい方へ向ける能力を持ち，自分の反応に対する気づきを向上させる能力を持っています。注意に関する科学的研究によると，この精神面の属性は，子どもも大人も，注意欠如をもつ人ももたない人も，鍛えることができます。ですから，良いニュースというのは，実際ADHDと診断されていたとしても，ADHD症状がありながら仕事をすることができるように，注意を鍛え，強化することができるということです。

しかし，注意や気づきはどのように訓練されるのでしょうか？ 1990年代の終わりから，ADHDの注意と記憶力を強化するためのコンピュータープログラムが開発されてきていて，成果が期待されています[1]。しかし，このようなプログラムの恩恵を確認し，その人全体（現実世界における感情や行動，相互作用）

Part 1　マインドフルネス
にどのような影響を及ぼすかを理解するには，さらに研究が必要です。新たな脳訓練技術が研究される中で，仏教のような東洋の瞑想の伝統もまた注意と気づきを養う方法を提供してくれます。このような瞑想訓練の効果はしばしば精神の鮮明化の域を超えます。注意が改善されると，感情のバランスがうまく取れ，自己受容が深まり，ストレスが軽減し，人生の幸福感が増すようになります[2]。マインドフルネスは，瞑想の中でも普段の生活の中でも到達することができる知覚の特異的な変化，広範囲にわたって影響を及ぼすアプローチです。ADHD もまた，認知，感情，全体的な自己意識に広範囲に影響を及ぼすので，マインドフルネスが ADHD に推奨されるのです[3]。

　さあ，何がマインドフルネスなのか，何がそうではないのか，もっとじっくり見てみましょう。

自動操縦であること

　ジョンは，早朝の医師の予約に間に合うよう駆け付けている最中です。仕事はずっと忙しくストレスフルですが，ジョンは健康診断を受けることになっています。「そんなに長く時間がかからないといいな」車に乗り込みながらそう思い，ハイウェイに乗ります。医師のオフィスはジョンの職場の近くです。だから診察の後でも 9 時までに職場につくだろうと彼は思います。交通渋滞はたいしたことはなく，15 分後に職場に入っていきます。ちょうどそのとき，妻から携帯に電話がかかり，医師に「いびきについて尋ねるのを忘れないでね」と言われます。ジョンは，はっと息をのみ，医師のオフィスに行く代わりに職場へ来たことに気づきます。「なんでこんなにボーっとしていたのだろう」不思議に思いながら，予約に間に合うように大急ぎで元の道を引き返します。答えは簡単です。ジョンの心はどこかに行っていて，体は自動的にいつもどおりのルートを通って職場に着いたのです。

　『うわのそら』というジョンの体験は，誰にでもあることです。私たちはみな，不注意な，何も考えていない，という経験をしています。実際，ほとんどの人は，しばしば，1 日を通じて自分がしたことを完全には覚えていません。そのかわり，『自動操縦』[4]の状態で機能しています。心ここにあらずの状態になったり，考えや行動に没頭していたりするときはいつも自動操縦です。自動操縦は，歩く，食べる，運転するといった習慣的な，あるいは，反復的な活動をしているときのように，新しいことを学ぶ必要がない状況で生じます。

　概して，自動操縦モードは，心的エネルギーを温存するという点で非常に役に

立つものです。運転席に座っているとき，いつも車や運転のすべての側面に過剰に気が向いている場合を想像してみましょう。どの外出も最初の運転教習のように感じられて，とても疲れるでしょう。

　しかし，自動操縦の問題点は，私たちの思考を狭く融通の利かないものとすることであり，私たちを習慣の中に固定してしまいます。たとえば，家に着くと自動的に鍵を置き，後からどこにあるかわからなくなってしまいます。私たちは仕事の問題にいつもの方法で取り組むことができ，「私にできる別の方法があるか」と自問自答することは決してありません。ストレスや強い感情によってもまた，自動操縦の中に入り込み，状況に反応する方法が制限されることがあります。多くの ADHD 症状も同様に自動的に生じます。たとえば，そうしていることを知らずに人の話に割り込んでいるかもしれませんし，膝蓋腱反射のように何かをするのに同意してしまうかもしれませんし，衝動的に行動するかもしれませんし，時が経つのを忘れるかもしれませんし，何度も繰り返し感情的に過剰に反応するかもしれません。

自動操縦で生活することは私たちに役立ちます……

　キャシーは 10 歳からピアノのレッスンを受けています。複雑なモーツアルトの作品を最初に習ったとき，いかに大変だったかということを覚えています。しかし，今や彼女はそれほど注意を向ける必要がありません。指は "どこへ行くべきなのかを単に知っている" のです。

あるいは，不利に働くこともあります

　ジュリーは，修理工場に自分の白い車を持って行きました。店はシルバーの代車を提供し，彼女はそれに乗って出勤しました。仕事から戻り，駐車場へ行った彼女は，白い車を探しなじめました。シルバーの代車を運転してきたことを思い出すのに数秒かかりました。

マインドフルネスって何だろう

　アリスは数週間，マインドフルネスの授業を取っています。友人たちと夕食を取った際，一人が「実際，マインドフルネスって何なの？」と聞きます。マイン

ドフルネスは，今この瞬間に注意を向けることだと，アリスは説明します。「まさに今みたいに」彼女は言います。「私たちはテーブルに座っていてお互いに話している。このことを，五感を使って認識するのよ」。

　「もちろん，今座っておしゃべりしているということはある程度自覚しているよね」アリスは続けます。「だけど，私たちの注意や気づきは，話している内容や他の人に反応して何を言おうかと計画することに向いていることが多いのよ。過去や未来について考えることに夢中になることもあるでしょ。普通，私たちは完全に今にいるわけではなく，まさに今ここに一緒にいるとはどういうものか，ということを完全に五感で認識しているわけではないの。ほとんどの場合，私たちが積極的に注意を向けようとしない限り，このような気づきというのは経験しないのよ」。

　自動操縦とは対照的に，**マインドフルネス（もしくはマインドフルな気づき）は，今この瞬間に，一貫したしなやかな注意を向ける心の状態**です。マインドフルネスはまた，**判断しない態度**を含みます。それは，あなたの外側や内側で何が起こっているか，**好奇心をもって，心を開き，受容**[5]しながら見ていく方法です。この種の知覚は洞察，選択，思慮深い行動を強化します。加えて，マインドフルネスは，個人の特徴という意味もあります。いわゆるマインドフルネス特性です。マインドフルネスの特徴は，5つの面と関連しています[6]。

1. 「反応しないこと」　考えや気分に自動的に反応（すなわち，押しのけたりこだわったり）しないこと。その代わりに，穏やかに距離をとってそれらを見ることができること。
2. 「気づきながら観察すること」　感覚のようなもの（たとえば顔にあたる風），見えるものの属性（色や形）に注意を向けたり，自発的に認識したりすること。考え，感情，行動の相互作用を観察すること。
3. 「気づきをもって行動すること」　今していることに十分に注意を払うこと。今していることをしているままに受け入れること。心ここにあらずであったり自動的に動いたりしないこと。
4. 「気づきをもって言葉で説明すること」　考えていること，感じていること，経験していることを表現したり，名前を付けたりするための言葉を探すこと。
5. 「経験に対して判断しないこと」　考え感じることに対し，自分を批判しないこと。自分の中で起こっていることを否定的な判断を加えないで認識することに，心を開いていること。

　本書では，ADHD の状態のときを含む，日々の活動で，いつでも出たり入ったりすることができる心の状態としてのマインドフルネスに焦点を当てます。このアプローチでのマインドフルネスの目的は，座って瞑想の実践を行うというよりも，毎日の生活の中で注意や心の態度を意識しながら取り組むことです。正式な瞑想の訓練は非常に重要です——ここでも同じようにそれを使うでしょう——しかし，日常生活の中で短い略式のマインドフルネスの休憩を取り入れることは，ADHD をもつ患者にとって非常に効果のあるアプローチであることに，私は気づきました。

自発的マインドフルネスと訓練されたマインドフルネス

　日常の言語の中で，マインドフルという言葉はしばしば "気づいている，あるいは気を配っていることを忘れずにおく" という意味で使われます。たとえば，滑りやすい岩を踏んで注意深く小川を渡るとき，私たちは足取りにマインドフル（すなわち，十分に気を配り意識している状態）になります。私たちのほとんどは，ADHD であってもなくても，少なくとも短時間ならこの心の状態を選ぶことができます。つまり，**私たちは皆，すでに，マインドフルになる何らかの生得的な能力を持っています。**

　マインドフルネスの状態は，自発的に，すなわち意のままに起こり得ます。たとえば，美しい花があるいは子どもの表情が私たちの注意を引いたとき，私たちはしばしば自然に「現在」に身をおくようになります。外に出て，朝の新鮮さを取り入れるとき，私たちの感覚が広がり，鮮明に瞬間を感じることができます。こうした自然発生的なマインドフルネスがたまたま生じることで，自分自身と，また外の世界とより深くつながっていると感じられます。私たちには，その瞬間の全体を覚える傾向もあります。

　マインドフルネスは自然発生的に生じますが，生活の中で一貫して続けることは困難です。私たちの注意は過去や未来に焦点を当てる——思い出したり，考え直したり，計画したりする——ことが多く，現在の瞬間は見逃されます。さらに，現在，何かに関心を向けるときでさえ，"これはこんなふうになるだろう" とか，"こんなふうに作りたい" といったように，先入観を持った態度やある種の意図をもって行っていることがよくあります。このように，現在の瞬間の経験を十分に，心を開いて受け取ることは，基本的な先入観のない受け止め方に戻るプロセスであり，熱心なマインドフルネス実践によって強化することができる能力です。

　マインドフルネストレーニングを提供するプログラムには多種多様なものがあります。このようなプログラムは，地域の瞑想センターでのマインドフルネス瞑想グループから大学や診療所のマインドフルネス訓練講座まで多岐にわたります。臨床の，非宗教的な設定では一般的に，マインドフルネスはマインドフルネスストレス低減法（MBSR）の形で教えられます。これは，Massachusetts大学[7]の Jon Kabat-Zinn により開発された草分け的な8週間のコースです。MBSR はまた，抑うつと不安（マインドフルネス認知療法 Mindfulness-Based Cognitive Therapy；MBCT[8]），ADHD（たとえばわれわれの「ADHD のためのマインドフルな気づきの実践」）のような特定の問題に合わせてマインドフルネス訓練をする新しいプログラムのモデルとなり基礎となっています。マインドフルネスの練習を活用した他の治療法として，弁証法的行動療法（DBT）やアクセプタンス・コミットメント・セラピー（ACT），ゲシュタルト療法[9]があります。

心のマインドフルな状態を開く

　ここまで説明してきたように，マインドフルネスは，私たちが日常生活を送る中で，1日を通じて実際に実施したりしなかったりすることができるものです。主な疑問は，どのように自動操縦からマインドフルネスへ切り替えるのか，ということです。

　その答えは，マインドフルネスの2つの鍵となる要素を調整することにあります。注意と態度です。注意を今この瞬間に持って行き，開かれた心と好奇心のある態度をとるのです。

マインドフルネスの2つの鍵となる側面
1. 今この瞬間への注意
2. 開かれた心と好奇心のある態度

　次のエクササイズをしながら，マインドフルネスの2つの鍵となる側面を探っていきましょう。

- 周りを見て，あなたの目にとまるものを見つけましょう。
- それに細心の注意を向け，最大限焦点を当てる対象にしましょう。その対象に向かうあなたの態度に気づけるかどうか確かめましょう。それが好きでしょうか，それとも，嫌いでしょうか？　自分が価値判断をしないことに気

づくでしょうか，それとも，比較したり，分析したり，批判したくなるのに気づくでしょうか。

- それが好きでなければ，対象を嫌悪する感情や拒否したくなる感情が高まるかどうか調べてみましょう。そうしているときに，自分がどんな状態であるか，気づきましょう。
- ここで，対象に対する寛容さと好奇心の姿勢に切り替えができるかどうか，確かめてみましょう。価値判断をしないで，どのように感じられるかに気づきましょう。
- 次に，周囲を見て，最大限の注意と開かれた心と好奇心をもってあなたの周りのものに気づきましょう。あなたが別の惑星からきて，周りのものを初めて見ているように想像するとやりやすいかもしれません。
- **この独特な方法でまさに今注意を向けている**事実を意識して気づきましょう。
- 気づきが高まった感覚を感じることができるでしょうか？　この瞬間にある経験は，何でも気に留めてみましょう。たとえ気づいたことが，このエクササイズのある側面を行うのは難しい，ということだったとしても，気づきが高まった状態で経験を感じる限り，これをするのに正しい方法とか間違った方法とか，というものはありません。

　注意を向けるこの独特な方法は，あなたの内側で生じることと同様，外側の世界の事柄にも適用することができます。たとえば，仕事中にコーヒーを口にしながら，その香りにマインドフルな気づきを向けることができます。こうすることで，リラクゼーションの瞬間を深め，その後，取り乱すことが減り，集中力が増します。あるいは，上司と話すときに，心や体，行動をマインドフルに気づくことができます。たとえば，あなたの心はうわのそらかもしれませんし，首筋に張りを感じるかもしれませんし，話に割って入る傾向があるかもしれません。マインドフルネスは，新たな明確さで，注意の切り替え，考え，感情，身体感覚，衝動性に気づきやすくしてくれます。このような気づきの高まりによって，いつADHDの症状が生活の中で顕在化するかに，やがて気づくことができるようになります。また，慈しみとスキルを使って，ADHDに親しみを感じたり，ADHDに取り組んだりする助けになるかもしれません。

Q：超越瞑想（TM）について聞いたことがあります。
　超越瞑想とマインドフルネスの違いは何でしょうか？

　注意はすべての瞑想実践の心臓部で，瞑想スタイルを 2 つの基本的なカテゴリーに分けることができます。

（1）注意集中，すなわち，集中力の訓練

（2）開かれた，あるいは，受容的な注意の訓練

　ヒンズー教における超越瞑想の実践は集中実践の例です。この瞑想では，注意は典型的には言葉（mantra）や呼吸のような 1 点に向けられます。このように 1 点へと繰り返し注意を向けることで，注意力が鍛えられ，没頭状態や変化した意識状態を導き出すことができます。

　マインドフルネス瞑想（仏教の文脈の中でヴィパッサナーとしても知られている）は，開かれた注意の実践の例です。マインドフルネスは，いくつかの注意集中訓練を含みますが（たとえば呼吸のマインドフルネス），瞬間，瞬間に生じることには何であれ敏感で受容的である訓練の重要性が強調されます。

　瞑想の教師は，しばしば，注意集中訓練と開かれた注意訓練の間の相乗効果を経験します。木の棒の有用なたとえでは，注意集中（TM）と開かれた気づき（マインドフルネス）のトレーニングは，同じ木の棒の両端のようなものだ，となっています。もし，一方の端を持ち上げれば，他方もついてくるでしょう。調査研究によって，瞑想技法の部分的重複が確認され，マインドフルネスの実践によって注意集中を含む多様な注意[10]の側面を訓練できることや超越瞑想の実践がマインドフルネスの能力をたかめることが示されています[11]。

　集中型と開かれた注意の瞑想の例について次の表にまとめました。

注意の所在	注意のスペクトラム	
	焦点型―――――――――――― 開放型	
	瞑想実践の例	
あなたの外側	ろうそくの灯に注意を集中します	入ってくる音に気づきます 自然の中で「五感を通して周囲のものを取り入れます」 あなたの周りの空間，不在，永遠性に注意を向けます

注意の所在	注意のスペクトラム 焦点型――――――――――開放型 瞑想実践の例	
あなたの内側	呼吸を数えることに集中します 1つの単語（例　超越瞑想における マントラ）を繰り返すことに集中し ます	刻々と変化する思考の流れに気づき ます

　マインドフルネスの特徴は，体験が気づきを通して観察されるという点にあります。それによって，私たちは体験に没入しないですみます。つまり自分を見失わずにすむのです。もちろん，実際には，考えることや行うことに没入する瞬間もあるかもしれません。しかしながら，マインドフルネスの実践では，心が過度に没頭せず散漫にもなりすぎず，必要なら，注意が引き戻され，再焦点化され，何らかの方法で再調整されるように，今の瞬間に戻ることが推奨されます。この二面性――注意の集中と観察――によって，マインドフルネスは，過集中と不注意の両方を防ぐ手段となります。やがて，マインドフルネス実践によって，何に焦点化すると役に立つか，いつするとよいか，ということに気づくだけでなく**識別**する力が育っていきます。

　マインドフルネスはまた，覚醒し，かつリラックスしている状態の実践でもあるということに気づくことが重要です。これは，日常生活の中でよくやりがちな注意の払い方，つまり，努力し，緊張し，ストレスを抱えて注意を払うこと，とは対照的なものです。マインドフルネスは，体験を観察し，それを明らかにすることを許す面があります。努力するというより，今の瞬間に心を開こうとすることです。そのような理由から，マインドフルネスはしばしば，気づきの「習慣がつくこと」であると言われます。本書の Part 2 で，8つのステップを体験するときはこれを心に留めておきましょう。私は何度もあなたに，最初は大変な骨折りのように見えるようなマインドフルネス実践をしてください，とお願いするでしょう。しかしながら，実践は，これまでのやり方を**手放し**，あなたのところに今この瞬間がくるようにするためのまさに招待なのです。あなたは，観察し，知り，そして識別しさえすればよいのです。

マインドフルネスと ADHD：正反対のもの？

　一見したところ，ADHD とマインドフルネスは正反対のもののように見えま

す。ADHD は注意散漫とボーっとする瞬間が特徴であり，一方，マインドフルネスは，全神経を集中させた注意と存在の瞬間に特徴があります。一見，このコントラストは明らかですが，話はそれで終わりではありません。成人の ADHD に対する私の臨床で，一旦マインドフルネスによる気づきを経験すると，好奇心旺盛な態度の範囲内で「自然に」見える人が多いことに気づきました。その人たちが新しい経験を積極的に受け入れられることは明らかで，マインドフルネスに取り組み，実践するやり方も非常に独創的です。

　UCLA の ADHD 研究者である Susan Smalley が実施した研究は，私の臨床的観察を支持するもので，マインドフルネスの注意の側面が成人 ADHD では困難であることが多い反面，マインドフルネスの他の側面は，実際は，その他の人より ADHD をもつ成人の方が簡単かもしれないということを示唆しています[12]。自己超越（自身の外へ出る力）は，ADHD の診断やマインドフルであることと正の相関があります。だから，マインドフルネストレーニングによって，注意が鍛えられると同時に，他のありのままの強みがおそらく引き出されるのでしょう。次の章では，ADHD とマインドフルネスがどのように交わるのかについてさらに探っていきます。

Q：「瞬間にいるということ」は，ADHD の人々にとって問題にはならないでしょうか？

　あなたが ADHD と診断されているなら，瞬間瞬間に何があなたの注意をつかまえているかによって，今していることに没頭したり「間違ったこと」に関心が向いたりしやすいというのはたしかです。多くの場合，注意が次々と変わるのは自動的で，衝動的です。最初に始めたこととは何か違うことをするのに多くの時間がかかることがあります。

　マインドフルネスは，気づきと想起の実践です。あなたは，今この瞬間に自分の気づきをもたらすだけでなく，注意の行き先に注意を払うことを学びます。注意が手元の課題からそれていることに気づいたとき，予定された課題に引き戻します。これを何度も何度も繰り返すのです。このモニタリングと想起は，メタレベル（高次）の気づきと呼ばれており，目的とのつながりを保ち，注意散漫や気晴らしに負けないように手助けをしてくれます。たとえ瞬間的に迷子になっても，マインドフルネスによってすぐにそれに気づき，自己修正することができます。

マインドフルネス実践の体験

　こんどお茶かコーヒーを飲むときに，全神経を集中させて，香り，温かさ，味に注意してみましょう。この体験がいつもの飲み方とどんなふうに異なるかに気づきましょう。簡単なマインドフルネス実践は，そのくらい簡単なものなのです。

2. ADHDにおけるマインドフルネスと自己調整

　1960年代後半にStanford大学のWalter Mischel博士（パーソナリティ理論を専門とする心理学者）によって行われた有名な研究では，4歳児の集団に，それぞれ一人で部屋のテーブルにつくようにと依頼しました。それぞれの子どもの前のテーブルには，マシュマロが乗った皿がありました。子どもには，マシュマロを食べずに15分待つことができれば，ご褒美にマシュマロをもう一つあげると伝えました[1]。そう，おいしいマシュマロ——まさに子どもの手の届くところにおかれている——を食べるために15分待つことは，4歳児の真の自制心をテストするものです。再現ビデオを調べ，子どもたちがこの課題を遂行することがいかに難しいか見てみてください（「YouTube　マシュマロテスト」のキーワードでインターネット検索をしてみましょう）。椅子に座ったまま体をよじる子，気を紛らわす子，手の上に座って物理的に手が動かないようにする子，あっさり降参する子，さまざまです。子どもたちが喜びをお預けにしようとするのを観察するのは興味深いものです。

　この独創的な研究では，研究者らがその子どものグループを成人になるまで追跡したところ全体的にみて，4歳時にマシュマロテストで喜びを後回しにすることができた子どもたちの方が成功していました。マシュマロをすぐに食べた子どもたちに比べて，待つことのできた人たちは，大学の入学試験で成績が良く，より良い職歴と人間関係を持つことができ，比較的気分が安定していて，人のことを羨むことが少なく，人と協力することができていました[2]。要するに，その人たちの方が**自己調整能力**が優れていたのです。

　自己調整は，セルフコントロールと類似しており，セルフ・モニタリングや自己修正を含んでいます。それは，注意や思考，感情，衝動，行動を意識的に方向づける能力です。自己調整にはまた，将来の目的を追求して，即座に得られる満足を先延ばしにすることを可能にするような，自分への話しかけやその他の方略も含まれます。私たちは，小児期に基本的な自己調整のスキルが発達し始め，その過程は終わることがありません。しかし，ADHDをもつ成人にとっては，脳

機能の変容と認知的欠損が原因で，それらのスキルを生涯にわたって使えない可能性があります。衝動的であること，気分が変わりやすいこと，我慢できないこと，気が散りやすいことは，ADHD で一般的に見られるものです。これらの行動のために，職場や学校，人間関係で問題が生じやすくなります。実に，これらの問題は彼らが目的を達成するのを妨げる可能性がありますし，しばしば妨げてもいます。少なくとも，自己調整に関連する問題は，多くの欲求不満やストレス，自信喪失の原因となり得ます。実のところ，著名な心理学者で ADHD 領域の専門家である Russell Barkley 博士は，ADHD を"自己調整の障害"と呼んでいます[3]。

　ADHD について説明する際に，Barkley 博士はまた，**自己調整強度**という概念を取り入れています[4]。この自己調整強度は，自制心と関連していて，タンクやプールのような有限の資源で，使用すると枯渇することがあり得るとしています[5]。これは誰に対しても当てはまることですが，ADHD については，自己調整のタンクがそもそも通常よりも小さく，困難な課題が生じると，より早く底をつくのかもしれません。一旦，自己調整タンクが枯渇すると，"自己調整に失敗"しやすくなり，感情的な破綻が起きたり，精神的に負担の大きい課題の後に食べ過ぎたりします。リラックスしたり元気を取り戻したりする作戦は，自制心のタンクをもとの状態に戻すので，ADHD の助けになります。これらの作戦とは，瞑想のようなリラクゼーションの時間をとる，ポジティブな感情を持つ，心のつぶやきで自分を励ます，遊びの時間を取る，身体を動かす，適切な休憩を取る，そして，血糖を増やす軽い食事をとる，といった方法です。将来の報酬を思い浮かべたり物理的に思い出させたり，それについて話すといった動機づけの作戦も役に立ちます。

　きちんと理解して，正しい治療を受ければ，ADHD とそのために生じる自己調整困難をコントロールすることを学べるという朗報があります。マインドフルネスは効果的な自己調整の方略を教え，自己調整タンクを再びいっぱいにする手助けをしてくれるので，あなたの ADHD の旅において――そう，それは旅なのですが――，非常に役に立つでしょう。これらの方略を用いることで，幸福感を高め，レジリエンス（回復力）を強化することができ，ADHD と共にただ生きるのではなく ADHD と共に健康でいることができるようになります。

自己調整とは，正確に言うとどういうものだろうか？

　自己調整とは日常生活でよく使われる言葉ではありませんが，毎日何度もして

いるあることを説明しています。それはまた，ADHDとマインドフルネスを理解するのに役に立つ概念でもあります。ですから，もっとよくこの概念について見てみましょう。

レジの列に立っているときには，イライラした気持ちのままに行動するのではなく，目的を果たすために意識的に自己調整することを実践します（食料品の代金を支払ったら，店を出ることができます）。もし子どもがいるなら，おそらく，これまでしなければならなかったよりも，より意識して自己調整することが要求されるでしょう。たとえば，仕事をして帰宅すると，子どもが構ってもらいたがっているので，いらだちや疲労を見せないようにするときのように。

自己調整にはたくさんの方法があり，成功するものもあれば，成功しないものもあります。次に，さまざまな自己調整の実例を紹介します。

メアリーのお話

ある朝，メアリーは，大幅に遅れている作業報告書のことを考えながら目を覚ましました。すぐに胃に不快感が起こり，うちのめされるような思いがしました。報告書のことはしばらくの間ずっとメアリーの頭から離れなかったのですが，他の仕事で気を紛らわせつつ，不快な気分を無視しようとしたり押し込めたりしようとしてきました。

しかし今朝は，ほんの一瞬ではありましたが，その不愉快な気分を，いつもより存分に味わってみました。そうするうちに，報告書を作成するために必要な努力や，その先に予想される失敗を，自分がいかに恐れているかに気づきました。しかし，恐怖に対面して，そこからいくらか距離を取ることができました。メアリーはその課題についてやる気を出すことにしました。彼女は心の中でこう考えました。「9時までにコンピューターのところに行って，数時間その仕事に取り組み，そして休憩を取ろう。大変だけど，できると思う！」彼女はすぐに気分が良くなり，困惑した気分は消失しました。彼女は働き始める時間を忘れないようにアラームをセットしました。

9時が近づき，アラームが鳴ったので，メアリーはコンピューターの前に座りました。まず，ウェブサイトのニュースをざっと見ました。彼女は仕事をぐずぐず先延ばしにしていました。30分経ち，彼女はなおも最新の出来事を検索していました。お気に入りの話題の女子サッカーがニュースのトップ欄にあったので，好んでさまざまな記事を読みました。ようやく時間に気づき，一瞬戸惑いを感じました。「私は仕事に戻るのかしら，読み続けるのだったかしら」と自問

自答しました。本当は読み続けたいと思い，しなければいけない仕事があること
にいらだちを感じました。けれどもすぐに思い直してニュースサイトを閉じま
した。注意を自分の仕事に引き戻し，書き始めました。メディアで何が起こって
いるのかをホームページでチェックして見てみたい衝動に定期的に襲われました
が，その衝動を我慢して，約1時間，メアリーは中断せずに仕事をつづけました。

　しかしながら，レポートを書いている間に，メアリーの心はさまよい始めま
した。彼女は，文章の中で同じことを何度も言っている感じがして，混乱しま
した。メアリーはADHDと失読症の診断を受けていて，文章を書くのが難しい
ことが多く，1つの段落に注目しすぎたり，課題全体に圧倒されたりします。メ
アリーは自己嫌悪に陥り始め，すっかりやる気をそがれました。「私は文章が下
手だ！」と思いました。「こんなの使い物にならない！　失敗しそう！　これ嫌
い！」。メアリーはコンピューターの前から立ち上がり，台所へ行き，チョコ
レートバーをつかんで一気に食べました。食物で気が紛れ，いくらかポジティブ
な気持ちになりましたが，まだ内心は不愉快でした。メアリーは友達に電話する
ことにしました。

　友達との電話で，メアリーは，レポート作成で悪戦苦闘していることや，作業
全体が大変に感じていると話しました。友人はその大変さに同情しましたが，や
り通すよう励ましました。「最初に概略を書くといいよ」と友人は提案しました。
「それから，毎日だいたい30分ずつ各セクションについて書くのよ」。これらの
提案のおかげで，メアリーは自信がわいてきて新たな視点を得ることができまし
た。彼女は再び机に向かい，ついに概略を考え付きました。最初のパラグラフも
書き，その日，あとは別のことをしようと決めました。1日に30分なら実行可
能だと感じられたので，明日からの数日間にわたり，小さなセクションごとに書
く計画を立てることができると判断しました。

　この物語で，メアリーはいくつかの自己調整の手法を使っています。

一般的な自己調整方略

- 心地よくない考えや感情を無視する，抑える，押さえつける
- 不愉快な感情に直面する
- 助言や動機づけのための心のつぶやき
- リマインダーやアラームを使う
- 反応を抑制する

- 注意散漫をなくす
- 状況から物理的に離れる
- 食べて気分を良くする

　自己調整に成功すると，不愉快な状況にとどまることになるときもありますが，たいてい，そういった状況から離れられるようになります。メアリーのケースでは，先延ばしにすることを止めるために，根底にある失敗の恐怖に直面することが必要でした。しかしながら，その後，バランスのとれた視点を獲得するために仕事から離れることが必要でした。

　少し時間を取って，次の質問についてじっくり考えてみましょう。

　あなたはどのような自己調整方略を使ってきましたか？　あなたにはどれが役に立ちましたか？　どれが役にたたなかったでしょうか？

自己調整と実行機能

　ADHD の自己調整の難しさは，**実行機能**の弱さに関連しています[6]。実行機能は，私たちの思考や感情，行動をしかるべき方向に向かわせ，目標を達成することに関係する多くのスキルを表す包括的な言葉です。

実行機能の例

衝動コントロール：反応や行動を自制する能力（熟考と判断に備えるために）

ワーキングメモリ：課題をしている間，言語情報や非言語情報を覚えておく
　能力。体内の「クリップボード」のようなもの。

感情コントロール：心を落ち着けるために激しい感情を調節する能力。

自己モニタリング：自分の思考や感情，行動を「確認する」能力──必要に
　応じて自己修正する。

課題管理：課題を始めて，根気よく続け，完成させる能力。ある課題や状況
　から別の課題や状況に柔軟に移ることを含む。

計画し，優先順位を付け，組織化すること：長い時間をかけて課題を計画
　し，複雑な課題を分析し，期間，物事，考えを整理しておく能力。

時間管理：そのことにどれほど時間がかかるかについて現実的でいる能力
　適時性を示す。時間感覚が優れている。

　一般に，実行機能は，会社の幹部やオーケストラの指揮者のような有能な指導者のスキルにたとえられます。たとえば，幹部は会社の全般的な目的を覚えていて，他の議題に気を散らすことなく目的を達成するための決断をしなければなりません。私たちは，実行機能の働きを使って，日常生活の中で自分を統制します。実行機能は自分自身を統制するスキルであると言えるでしょう。

　Barkley 博士の業績から，ほとんどの ADHD をもつ成人が実行機能を必要とする課題に苦労していることがわかっています。だから，もしあなたが ADHD と診断されているなら，確かに心当たりがあるでしょう[7]。たとえば，いくつものアイデアが浮かんだとときに，どれもが同じくらい重要だと思えて，集中したり優先順位を付けたりすることがなかなかできないでしょう。身がすくむ思いがして，どこから手を付けたらよいかわからなくなったり，ときには衝動的に一度にいくつもの計画を開始したりします。課題を開始し，課題を続け，ある課題から移行するのが難しいかもしれません。また，どれくらいの時間があるか判断するのが難しいために，結局いつも家を出る直前に多すぎる課題を無理に詰め込むことになるかもしれません。目的を持ち続けたり，衝動を抑制したり，しなやかに考えたり，1 つのことから他のことに移ったりすることが難しいかもしれません。ときに，あなたの脳は，タイミングの良い反応を妨げる遅いコンピューターのような働きをするかもしれません。

ADHD における自己調整困難の治療

　ADHD における自己調整困難は，ADHD 治療の主力であるリタリンやアデロールといった刺激薬による薬物療法によって対処されることが一般的です。薬物療法は，ADHD をもつ成人には非常に効果的な場合があります。刺激薬，非刺激薬の両方の薬物療法が利用でき，多くの成人にとって，それらの治療は ADHD の症状を克服する助けになります。

　しかしながら，薬物療法がいつも解決策になるとは限りません。副作用や併存疾患のためにそれらの使用が制限されることがあります。生涯にわたり薬物療法に頼ることを最小限にするための，あるいは薬物療法にもかかわらず残っている症状に対処するためのスキルを学習することを好む ADHD をもつ成人もいます。多くの人は，薬物療法と他の非薬物的なアプローチを組み合わせて使うことで最も効果を得ています。そのため，本来備わっている自己の気づきと自己調節のスキルを確立する非薬物療法が，ADHD をもつ成人と主治医の間で注目されるよ

うになってきています。

期待される新しい ADHD 治療プログラムは次のとおりです。

- コンピューターを使った認知改善プログラム（たとえば，ワーキングメモリ）
- 教育場面で使われる多様なプログラム
- ニューロフィードバックトレーニング（脳波フィードバックとも呼ばれる）
- 認知行動療法や他の精神療法
- コーチング
- 心と体のエクササイズ（ヨガや瞑想のような）
- 運動
- 自然に触れる（グリーン療法）
- 栄養とサプリメント（魚油のような）

ADHD への非薬物療法のほとんどは，その有用性を確認するための研究がさらに必要です。特に，マインドフルネスとそれに関連した心と体のアプローチについては，研究分野としてはまだ歴史が浅い分野なのですが，成長しつつあり，期待が高まっています。このアプローチは，現在，ADHD をもつ成人と子どもに対して数件の研究があります[8]。先に述べたように，UCLA における私たちのパイロット研究では，ADHD の 10 代から成人のグループに対してマインドフルネスを訓練し，2010 年には，オーストラリア，メルボルンの Deakin 大学で Anna Uliando がそのプログラムを小学生向けに改良して実施し，よい結果が出ました。ドイツで行われた複数の研究では，鍵となる構成要素の一つとしてマインドフルネスが入っている弁証法的行動療法由来のアプローチが成人 ADHD の症状を改善することが示されています[9]。これらの研究の参加者は，マインドフルネスをプログラムの最も有用な要素の一つであると評価していました[10]。

バージニア州の ONE 研究所で Nirbhay Singh 博士が行ったマインドフルネスのパイロット研究では，ADHD をもつ子どもを持つ 2 名の母親がマインドフルネスのトレーニングを受け，子どもの行動に対する親のマインドフルネス的態度の効果を検証しました。その後，母親たちは，特別な養育指導を受けたわけではありませんが，子どもがよく言うことを聞くようになったと報告しました。子ども自身が同じようなマインドフルネストレーニングを受けると，効果がさらに大きくなりました[11]。

Amsterdam 大学の Saskia van der Oord 博士と同僚は，8 歳から 12 歳までの

ADHD をもつ子どもたち 22 人に 8 週間，集団マインドフルネストレーニングを行う研究を実施しました[12]。子どもたちの親（ほとんどが母親で一人だけ父親）は，並行してマインドフルな子育てプログラムを受講しました。トレーニングの効果は，親と子どもたちの教師に，トレーニングの前と直後，そして 8 週後に質問紙に回答してもらって測定しました。全体的に，親自身の ADHD 症状や過度に活動的な育児，親としてのストレスが改善したのと同じように，子どもたちの ADHD 症状も改善したと親たちは報告しました（反抗挑発症／反抗挑戦性障害症状は改善していませんでした）。しかしながら，この研究では子どもの ADHD 症状に対する教師の評価に明らかな変化は認められませんでした。

　マインドフルネスの技法に加え，他の心身療法が ADHD の治療法として研究されています。それらの中には，8 歳から 12 歳の ADHD をもつ子どもたちとその親を対象としたヨガ[13]，11 歳から 14 歳の ADHD をもつ生徒への超越瞑想[14]，ADHD をもつ青年（12 歳から 18 歳）への太極拳を用いた予備研究が含まれます[15]。ADHD への心身療法における最新の研究は，小規模でコントロール群を置いていないものがほとんどです。しかしながら，そういった研究の結果が総合的に将来有望なものであり，費用のかからない治療であり，そして，副作用が――あったとしても――最小限であることから，ADHD に関するこのような調査をさらに行う必要があるのです。

マインドフルネスについて知っていること――そして，ADHD への影響

　この節で私たちは，マインドフルネス実践の有益な点を概観します。そこには，注意のコントロール，記憶，感情制御，ストレスへの対処，そして他の人々との人間関係といったものを強化することが含まれますが，それらはすべて，ADHD をもっている成人にとって，難題とも言える領域です。

　ここでは，一般集団で行われたマインドフルネスの注目すべきいくつかの研究（ADHD をもっている成人に焦点を当てたものではない調査）について説明します。ADHD に限定した調査はまだ行われていないことを心に留めておいてください。本節では，マインドフルネスの科学的発展に対するあなたの好奇心と興奮が芽生えることを願って，マインドフルネスが ADHD の多くの側面にどのように関係してくるのかをお見せします。

注意のコントロール

ADHD はその名前のために，注意の障害として受け取られることが多いのですが，もっと正確に言えば**注意制御の障害**です。つまり，ADHD をもつと，しかるべきときに適切な注意を向けることが難しくなるのです。言い換えると，不注意や過集中が ADHD をもつ一人の人間にとって問題となることがあるのです。ある課題から離れて，新しい課題を始めるといった注意の転換に関連した問題もよく見られます。

マインドフルネスがどのように役立つか？

マインドフルネス実践を行えば，自分の注意により頻回に気づくようになり，思うままに注意を移動させることができるようになります。たとえば，本書の 8 ステッププログラムでは，呼吸に集中する練習をします。それをしている間，呼吸に集中しているときや，気が散っているときに気づき，呼吸に注意を向けなおすことを練習します。こうすることで，集中力が鍛えられます。後の方で行う練習では，注意の領域をどのように開放するかについて学ぶことで，瞬間瞬間に生じるものすべてに気づけるようになります。この実践は，しばしば「開かれたモニタリング」と呼ばれています。それによって，用心深く，柔軟性があり，受容力のある注意を訓練します。このような注意は，内省や洞察を促進すると考えられます。

📖 研究が示していること

マインドフルネスと注意コントロール

注意に対するマインドフルネスの効果を調べる研究は増え続けています。たとえば，Pennsylvania 大学の Amishi Jha 博士の研究では，8 週間のマインドフルネスのクラスか，1 カ月の瞑想リトリートに参加した成人は，コントロール（統制）群に比べて，注意のさまざまな側面で改善を示していることが明らかになりました。改善の種類は，訓練の種類やそれまでの瞑想の経験によって異なっていました[16]。

Johns Hopkins 大学の Katherine MacLean 博士，Califorunia 大学 Davis 校の研究者たちと瞑想の教師で学者である Alan Wallace の興味深い共同研究では，3 カ月の集中瞑想トレーニングを使って成人集団の調査を行いました。トレーニングには，呼吸に注意を向け続けることなどの 1 日最長 5 時間

の瞑想が含まれていました。訓練の3カ月後，参加者は視覚が研ぎ澄まされ，より清明な注意を払うようになりました——注意を長く持続させる力の手助けをすることを示す変化でした[17]。

　最後に紹介するのは，注意の測定を含む，統制群を置いた23件のマインドフルネスに関する研究の，2010年のレヴューです。その結果，マインドフルネストレーニングの初期段階は選択的注意と実行注意の有意な改善と関連しており，一方で，トレーニング後期（つまり，「開かれたモニタリング実践」）では，清明で持続する注意力の改善がもたらされているという結論が得られました[18]。このレヴューはさらに大規模な研究の必要性があるとしていますが，マインドフルネスが注意を改善する可能性を確認したものと言えます。

記憶

　ADHDをもつと診断されている成人は，しばしば記憶の問題を訴えます。たとえば，今しがた調べた電話番号を記憶にとどめておくことが困難だと訴えたり，何か料理をするとき常にレシピを見なければいけないと訴えたりします。このような短期記憶の困難は，実行機能の構成要素であるワーキングメモリに関係しています。

　日常生活において，ワーキングメモリは，体内「クリップボード」として機能し，複雑な課題を遂行する際に情報を保持しておく手助けをしてくれます。私たちが保持している情報は画像や思い出のように非言語的であったり，読んだものや誰かが話したことや頭の中でつぶやく独り言のように言語的であったりします。ADHDは，その両方のワーキングメモリが弱く，その障害があるために，心の中にある知識やルールを学び，記憶し，そして従うことが困難になるのです。

マインドフルネスがどのように役立つか？

　注意と同様に，ワーキングメモリはマインドフルネス実践と密接に関連しています。マインドフルネスを練習する際にはいつも，実践期間ごとに定められた意図を持ち（たとえば，「私は呼吸に気づいていよう」というように），頻回にその意思（意図）を思い出さなくてはなりません。もし，心がさまよったときには，実践の一つとして，しようとしていたことを思い出し，それに戻ることを行います。同様に，日常生活において，マインドフルネスは「今存在していることを忘

れないこと」を頻回に要求します。このように，ワーキングメモリは途切れなくマインドフルネス実践に携わり，「用い」られるのです。

　マインドフルネス実践は多くの場合，観察できる情報の広さや深さを拡張することによって，ワーキングメモリばかりでなく，出来事の記憶も強化すると考えられています。マインドフルネスは最大限の注意，つまり，ある経験を最大限「頭の中に取り込むこと」を要求します。そうすることで，後にその経験を思い出すことができるようになります（本プログラムのステップ1“五感にアクセスする”という練習は，マインドフルネスのこういった性質を示しています）。

📖 研究が示していること

マインドフルネスと記憶

　これまでのところ，科学は記憶に対するマインドフルネスの効果をほとんど私たちに示していません。しかし，今までになされた研究は，ワーキングメモリに対するポジティブな効果を示唆しています。たとえば，マインドフルネスリトリートに参加した成人の集団でワーキングメモリの有意な改善が認められました[19]。Amishi Jha博士らによる他の研究では，マインドフルネスクラスに参加したトレーニングのストレス下にある兵士たちはワーキングメモリを保ちましたが，このようなトレーニングを受けなかった兵士たちはワーキングメモリの枯渇を経験しました[20]。学校でマインドフルネスのトレーニングを受けている2年生と3年生の子どもの実行機能のスキル（ワーキングメモリを含む）を調べたUCLAの研究では，実行機能が低い状態で始めた児童は，8週間のマインドフルネストレーニングを受けた後，有意に実行機能が上昇していました[21]。

感情調整

　感情調整とは，感情のバランスをとったり調節したりする能力を指します。腹が立ったとき，怒りを爆発させないことを意味するだけではなく，何かが間違っていたとき，自分の意見をはっきり言わなくなるほどに腹立ちを抑えすぎるという意味でもありません。望ましい感情調整は，心理的なレジリエンスや強い衝動を調節する能力につながります。ADHDではこの能力がしばしば損なわれていることが知られています。ADHDと診断された成人は，診断されていない成人に比べて，衝動的な反応をコントロールすることが難しく，そのために仕事や人

間関係での問題が引き起こされることがあることが諸研究から明らかになっています[22]。ADHD と診断された成人は，抑うつ状態や不安状態，薬物乱用に陥りやすいのですが，これらは，感情調整に関する根本的な問題にあおられた状態と言えます。

マインドフルネスがどのように役立つか？

　マインドフルネスは，自分の感情に気づき，感情に対して慈しみ深くバランスの良い方法で対処できるようになるのに役立つでしょう。マインドフルネス実践では，感情を追い払ったり圧倒したりすることなく，「経験するままに」観察することを学びます。そして，判断することなく感情に名前を付ける（すなわち，体験に言葉を当てる）練習もします。このような方略を使うと，強い感情的反応から距離を置き，衝動行為を我慢することができます（8 ステッププログラムのステップ 6 では，困難な感情を変化させるためのマインドフルネス方略をいくつか提示しています）。

<hr>

📖 **研究が示していること**

マインドフルネスと感情調整

　マインドフルネスが感情調整に役立つことを示唆するいくつもの研究があります[23]。最も優れた研究は抑うつ状態の研究から生まれていて，そこでは MBCT（マインドフルネス認知療法；Mindfullness-Based Cognitive Therapy）が抑うつ状態の再発を防ぐ効果があることが明らかにされています[24]。Exeter 大学の Willem Kuyken 博士による綿密に計画された研究では，抑うつ状態に対する維持治療に MBCT を取り入れることが，患者の再発のリスクを下げるのに役立つばかりでなく，大多数の患者が抗うつ薬による薬物治療をやめることができるようになることが明らかになりました[25]。

　感情に対するマインドフルネスの効果は別の角度からも研究されています。人格特性としてのマインドフルネスの能力を調査したもの（「マインドフルネス特性」といわれている）や，マインドフルネスとウェル・ビーイング全般との関連を調べたものです。Rochester 大学の Kirk Brown 博士と Richrd Ryan 博士は，マインドフルネス特性が高い者では総じて不安や抑うつの程度が下がり，神経症や反芻の傾向，自尊心の低下が軽減したことを示しています。彼らはまた，より高い感情的知性とポジティブな感情を持つ傾

向がありました[26]。

　怒りや渇望のような衝動的な感情に関しても，マインドフルネスを基本とした治療が期待を集めています。たとえば，前述した Singh 博士によるパイロット研究では，怒りを引き起こした状況から足の裏の感覚に注意を移すというようなマインドフルネス瞑想を行うと，アンガーマネージメントの問題のために頻回入院したことのある 3 名の精神疾患患者の言葉や身体的な攻撃性が減少するという効果が認められました[27]。他の研究では，依存や大食症に見られる渇望のような衝動性が，マインドフルネストレーニングで改善する可能性があることも示されています[28]。

ストレスコーピング

　ADHD であるということはストレスフルで，そのストレスはしばしば人生の早い時期に始まります。ADHD をもつ子どもたちの生活の質は健常児に比べて低いだけでなく，慢性喘息の子どもたちと比べても低いのです[29]。ADHD をもつ子どもたちはしばしば感じ方の違いや社会的な孤立を訴え，多くは学業の問題に悪戦苦闘しています。

　ADHD をもつ成人は，通常，大学や職場，人間関係においてストレスを経験し続けます。不幸なことに，経済的困難，物質乱用，交通事故，離婚は ADHD をもつ成人の人生の中でよく生じます[30]。私自身の診療の中でも，ストレスフルだったり打ちのめされたりしている多くの ADHD をもつ成人に会います。遅れているとしばしば感じ，いつも遅れを取り戻そうとしています。こうした人たちはよく自分のことを「燃料タンクが空っぽだ」と表現します。ADHD と共に生きているのかもしれませんが，ADHD と共に健康に育ってはいないのです。

マインドフルネスがどのように役立つか？

　他の心身の技法のように，マインドフルネス実践であなたの体はリラックスします。それは，強度の，あるいは慢性のストレスの生理的影響を弱めるからです。マインドフルネスを実践する時間を確保することは，たとえ 1 回がほんの数分間であったとしても（たとえば 1 日のうちで何回も，自分の呼吸に気づく時間を取る）あなたに影響を与える日常ストレスの量が大きく違ってきます。実践によって，喜びやウェル・ビーイングのようなポジティブな感情体験も増えてきます。

　マインドフルネスによって，私たちの体験すべてへの関係の持ち方がポジティブに変化してきます。たとえば，ストレスフルな状況において，マインドフルネ

スは，恥ずかしさや落胆，欲求不満の代わりに好奇心と慈しみを促します。ものの見方や生活と環境とのかかわり方が変わることで，ストレスレベルが大きく変化するのです。

📖 **研究が示していること**

マインドフルネスとストレス

　マインドフルネスが医学の世界に紹介された最初の方法の一つが，1970年代に Massachusetts 大学の Jon Kabat-Zinn 博士により開発されたマインドフルネスストレス低減法（MBSR）と呼ばれる，慢性痛とストレスの治療のための草分け的なプログラムです。それ以来，がん患者から医学部学生，親に至るまでさまざまな人たちを対象として多くの研究が行われ，原因にかかわらず MBSR によってストレスが和らぐことが示されました[31]。ストレスが和らぐにつれて，ポジティブな感情や活力，自己受容といった気持ちが高まってくるという報告がされています。

　MBSR トレーニングが体と脳の機能を改善することも明らかになってきています。たとえば，バイオ技術の従業員集団を対象にした Wisconsin 大学の Richard Davidson 博士の研究では，半分の人に 8 週間のマインドフルネストレーニングを行いました。研究の最初に，全員，インフルエンザワクチンを接種し，8 週間の介入の前後に脳波を測定しました。マインドフルネストレーニングを受けなかった集団に比べると，トレーニングを受けた人たちは，ワクチンに良く反応し，より楽観的になる方向に脳波が変化していました[32]。

人間関係

　ADHD では，人間関係で困ることがよくあります。ADHD をもつ子どものいる家庭は，家族のストレス，葛藤，結婚生活への適応不全，抑うつ感がよくみられます。また，ADHD をもつ成人は夫婦間葛藤を抱えることが多く，ADHD をもたない夫婦よりも離婚率が高くなっています[33]。しかし，人間関係に及ぼすネガティブな影響は他の人との間だけに限りません。ADHD の人の自分自身とのかかわりにもネガティブな影響は及びます。そのために，自尊心が低下し自信をなくすようになります[34]。

マインドフルネスがどのように役立つか？

　マインドフルネスによって，ネガティブな感情をコントロールし他の人と慎重にコミュニケートする方法が身につきます。その結果，人間関係で満足することが多くなり，子育てがうまくでき，ソーシャルスキルが改善するようになります。

　さらに，マインドフルネスは，自己とのかかわりを慈しみのある親密なものにします。メンタルヘルスに対する初期の愛着の役割に関する専門家である精神科医の Dan Siegel 博士は，マインドフルネスとは自分自身への調和（同調）の実践で，自分自身との養育的で思いやりのあるかかわりを育成するための方法であると言っています[35]。このような密接な調和は，幼児期にしばしば損なわれ，生涯にわたって自分自身を知る妨げになることがあります。マインドフルネス実践は，この妨げを乗り越える手助けになり，他の人との親しい関係を維持する能力を高めます。

　📖 **研究が示していること**

マインドフルネスと人間関係

　科学文献で，マインドフルネスは，人間関係を改善する手段として提案されてきました。しかし，関連のある研究の数はまだ多くありません。本章の最初に述べたように，Singh 博士の研究は，母親たちへのマインドフルネストレーニングが ADHD をもつ子どもたちにポジティブな効果があることを示唆しています。恋愛関係に焦点を当てたある研究では，カップルへのマインドフルネスを基盤とした介入によって，二人の間のストレスを減らし，満足度を上げ，きずなを強め，親密さを感じ，お互いを受け入れあうというカップル体験が深まることを示しました[36]。

　別の研究では，治療者と患者の相互作用に対する瞑想の効果が検討されました。この研究では，患者に会う直前に瞑想した研修中のセラピストの集団を，瞑想はするが患者と会う直前ではない時間に瞑想する，類似のセラピスト集団と比較しています。その結果，面接の直前に瞑想した治療者の患者は，面接の前に瞑想していない治療者の患者に比べて，より症状が改善し，治療への満足度が高いことがわかったと報告しています[37]。

脳の訓練：神経可塑性の力

　ここ数年，脳は一生を通じて成長し変化する可能性があるという，いわゆる**神経可塑性**の発見に関連した議論が非常に盛り上がりをみせています。この用語は次の2つの単語に由来しています。つまり，**神経**は脳に関連し，**可塑性**は柔軟さ，あるいは変化しやすさを意味しています。脳は，その人の経験，特に経験が繰り返されるとき，それに反応して変化することが明らかになっています。神経可塑性について，脳科学者たちは，以前は子どもの間だけの脳の特徴だと考えていましたが，今や，私たちは脳が一生を通じて活発に変化するということを知っています[38]。この発見によって，さまざまな脳訓練テクノロジーへの関心が非常に高まってきています。

神経可塑性の例

- タクシードライバーは，道順と地図を記憶する際に，大量の視覚的，空間的情報を覚えておかなければなりません。タクシードライバーとそうでない人たちの脳を比較した英国の神経画像研究は，タクシードライバーでは，記憶にとって重要な脳の一部である海馬がより厚くより発達していることを明らかにしました[39]。
- ワーキングメモリを強化するようデザインされたコンピューターゲームで遊んだ ADHD をもつ子どもたちは，5週間のトレーニングの後，前頭前野の脳活性化が高まりました[40]。

　注意は神経可塑性の鍵となる要因です。私たちがどこに注意を向けるかによって，どの神経回路が関与し修正されるかが決まります。このことは，同じ環境——音と指のタップ——に置かれた2つのサルの集団の研究でよく示されています。1つの集団は，音の頻度に注意を向けるよう訓練され，もう1つの集団は指のタップの頻度に注意を向けるように訓練されました。後に，それぞれの集団の脳機能の変化を比較したところ，音の頻度に注意を向けたサルは聴覚領域の皮質がより発達し，もう1つのグループではその領域に変化が見られなかったという衝撃的な結果が得られました。このように，類似の環境——全体的に見れば類似の経験——であったにもかかわらずサルが目的をもって注意を向けることによって，脳のどこに神経性の変化が起こるかが決まっていたのです[41]。

健康的な神経可塑性を刺激する方法としての瞑想

　神経可塑性を理解することで，瞑想に対する私たちの考えに大変革が起こりました。瞑想を通したポジティブな方法で繰り返し脳を働かせることが，脳の機能，そして構造にさえ影響を与える可能性があることがわかったのです。

　長期にわたって瞑想を行っている人に関する研究も，この見解を支持しています。たとえば，Harvard 大学の Sarah Lazar 博士は，長期間の瞑想をしている人は，注意やセルフモニタリング，感情処理に関係した脳領域が，平均的な人に比べて分厚い（すなわち，より発達している）ことを示しました。さらに，瞑想実施者の前頭前野は，年齢とともに小さくなるという変化が見られませんでした[42]。オランダの Amsterdam 大学の Heleen Slagter 博士による研究では，注意の瞬きと呼ばれる現象に目を向けました。注意の瞬きとは，2つの情報を次々に素早く見せると，脳の1つ目の情報処理が終わっていないために2つ目の情報に気づかないというものです。この研究では，長期間の瞑想実施者の方が，瞑想を実践していない統制群の人たちよりも，両方の情報に気づきやすいことがわかりました。この研究は，長期間瞑想を実践している人の脳は，入ってくる情報の処理の仕方がより効率的であることを示唆するものです[43]。

　脳に有意義な影響を与えるためには，どれくらい瞑想の実践をしなければならないでしょうか。この疑問についての調査が続けられています。マインドフルネスで脳構造を変化させるには，数カ月とは言わないまでも，少なくとも数週間の継続的な実践が必要なようです。身体的な運動のように，一度練習しただけでもその後心地よく感じるかもしれませんが，持久力をつけ体調を良好にしていくには数週間のトレーニングが必要です。筋肉の構造を変えるにはさらに長い期間が必要になるでしょう。身体的な運動と同じく，瞑想を熱心に行えば行うほど，効果も大きくなります。

　何年もマインドフルネス瞑想実践に専念しなくても，脳にポジティブな変化がみられるということを示唆している研究も，実際にはいくつかあります。中国，大連理工大学の Yi-Yuan 博士と Oregon 大学の研究者の共同研究では，5日間の瞑想トレーニングで注意の改善がえられることを示唆する結果が得られました[44]。Massachusetts 総合病院の Britta Hölzel 博士の研究では，8週間の MBSR コースの後に灰白質の増加が認められました[45]。最近の研究では，影響を受けた領域が，学習と記憶，感情処理，自分について考える，多様な見方をする能力を担うことで知られている部分であることが示されています。

　ADHD に関係しているまさにその脳の領域の機能を，マインドフルネス実践が強化するらしいということが，マインドフルネスの神経画像研究によって明らかになっています。このことに留意することは，私たちの目的にとって重要です。その脳領域とは，前頭前野と前帯状皮質です。これらの脳領域は自己調整，すなわち，注意コントロール，思考，感情に深く関わっています。ADHD をもつ子どもや成人の瞑想前後の脳変化を調べた研究の成果はまだ得られていませんが，さらなる調査に進む準備が整った心躍る領域になっています。

3. 8ステッププログラムの準備

　本章では，注意の働きを改善して上手に感情バランスをとるためのマインドフルネスを用いた8ステッププログラムを始める準備として，全体を概観し実践のヒントについて説明します（本プログラムをするときに通常生じる疑問についてのさらなる議論については巻末の「よくある質問」をご覧ください）。

マインドフルネスは遊び心に満ちた実践である

　読者の中には，「瞑想」とか「8ステッププログラム」と聞くと，多くの作業をしなくてはならない気が遠くなるような計画のように思う方がいらっしゃるかもしれません。以前に瞑想をして嫌な経験をしたことがあると，自分は瞑想ができるようにならないのではないかと考えるかもしれません。でも，心配することはありません。マインドフルネスの核になるのは探究で，計画や努力と同じくらい十分な休養，解放，遊び心を含んだ旅なのです。これはあなたの旅でもあります。あなたの生活や好みに合わせるようにしましょう。たとえば，私は，それぞれのステップで書かれている内容を1～2週間かけて実践してみてから，次のステップへ進むように勧めています。そのとき，かける時間の長さを調節したり，必要に応じて以前のステップに戻ったり，ステップの間に休憩をはさんだりしても結構です。

正式な実践と略式の実践

　8ステッププログラムでは，互いを補完する2つのタイプのマインドフルネスを学習します。それは，正式な実践と略式の実践です。

　正式な実践は，伝統的な瞑想実践としてイメージされるもので，少し時間をとって，座ったり歩いたりして静かに瞑想をします。本書にはこの種類の実践を支援するために音声CDが付いています（英語の原本音声プログラムは無料ダウンロードでも利用可能です。www.shambhala.com/MindfulnessPrescription）。

　略式の実践は，毎日の活動の最中にマインドフルに気づく状態です。いつでも

どこでも，生活の中で，今この瞬間に注意を向けることを指します。私の患者さんの一人は「いつでもどこでもマインドフルネス」と呼んでいます。

メンタルトレーニングは身体トレーニングと似ている

　マインドフルネス実践は，運動と似た精神のトレーニングであると考えることができます。**正式な実践**は，定期的なジム通いや他の習慣的な活動をすることのようなものです（たとえば，毎朝10分トレッドミルに乗る，夕食後にはいつも1マイル散歩する）。**略式の実践**は，生活の中で活動的になる機会を探すような感じです。（たとえば，仕事中にエレベーターのかわりに階段を選ぶ）。もし，特に，1日を通じて何度も階段を使うのであれば，どちらの活動も身体的に健康になるのに役立ちます。

　同じように，2つのタイプのマインドフルネス実践は，どちらも有益で，お互いに補強しあいます。本書で紹介している多くの実践は正式な実践として記載していますが，同じエクササイズを略式のマインドフルネスとしても実践できることにすぐに気づけるでしょう。たとえば，あなたは，10分間の正式な座位（静座）瞑想として音－呼吸－身体瞑想を実践することができますし，自分の呼吸，体の動き，周囲のいろいろな音に，1日中何度もマインドフルに気づくこともできます。

正式なマインドフルネス実践のヒント
長さ
　本書の正式な実践の長さは，5分から15分の範囲です。音声CDに入っているプログラムを使ってもいいですし，それを使わなくてもいいでしょう。最初は音声プログラムに沿って行っていくほうが役に立つと思う人が多いようです。慣れてくれば，試しに自力で行ってみたり，より長い時間座っていたりできるようになります。実践すればするほど，生活の中にうまくマインドフルネスを取り入れられるようになってくるでしょう。

姿勢
　正式なマインドフルネス実践は，通常，座って行います。エキゾチックな方法や儀式的な方法で座る必要はありません。背筋を伸ばしながらリラックスした姿勢を取るようにするとよいでしょう。そうすることで，注意をそらさないで，身

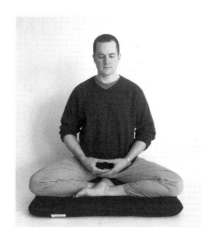
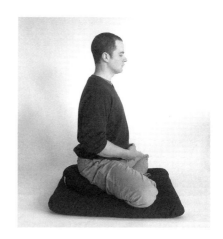
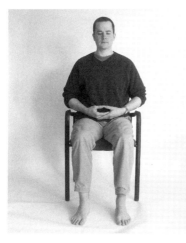
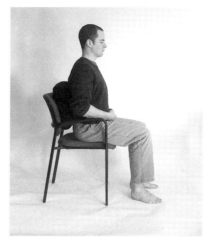

体的な負担を最小限にすることができるようになります。私は，「威厳のある姿勢」で座るように指示することがよくあります。それは硬く動かないということではありません。目は，閉じても結構ですし，開いたまま下方の一点をじっと見つめても結構です。

場所

　座位（静座）瞑想は，背中をしっかり支える椅子に座って行ったり，瞑想用のクッションを使って床の上であぐらの姿勢をとって行ったりすることができます。クッションを使うのであれば，必ず床かマットに膝がつくようにしましょ

う。膝が床につくように，臀部の下にくさびとしてクッションを使ってください。もし，膝が床につくほど体が柔らかくない場合には，両膝の下に丸めた毛布やまくらを追加で入れて支えるようにしてください。椅子に座っていてもクッションの上でも，手は膝の上か，おへその下に置いてください。手に入りやすい腰掛けならどれでも使用できます。私のADHDの患者さんの一人は歯科医師で，患者さんの診察の合間に歯科用の椅子でマインドフルネス瞑想を行っています。

困難な点

　座っていることがとても難しくなってきたときには，どの時点であっても，自分自身，そして自分のADHDに対する思いやりの行為として，自由に姿勢を変えたり，座位の代わりにマインドフルな歩行に変えたり（詳しくはStep 1で述べます），単に中止して後で戻ったりするようにしましょう。本プログラムで肝心なことは自分へのチャレンジですが，それと同じように，自分にとって何が適しているかにも耳を傾けるべきです。

一人で？　一緒に？

　自宅で正式な瞑想実践をするほとんどの人は，「一人きりの時間」に一人でそれを行います。しかし，他の人と一緒に座る方が実践しやすいと思う人も多くいらっしゃいます。他の人と一緒に行うと，意欲が高まりますし，我慢して続けやすくなります。パートナーや友人と一緒に，マインドフルネスクラスで，あるいはADHDサポートグループの中で瞑想実践をしてみましょう。皆で体験を分かち合うと，それぞれの人の反応が似ていることはもちろんですが，違いがあることに気づいて驚くこともあります。

略式のマインドフルネス実践のヒント

長さ

　略式のマインドフルネス実践では，定期的に，あなたの内面と周囲に生じていることに注意と好奇心を向けることを忘れないようにする必要があります。この実践は，数秒から数分で行うことができ，1日の中で何回繰り返しても結構です。

姿勢と場所

　この形式のマインドフルネス実践は，特別な姿勢や場所は問わず，「やることリストに載っているさらに別のもの」という感じではありません。むしろ，1日

の中で普通にあなたがしていることへの新しいかかわり方です。たとえば，あなたは，歯を磨いたり，運転して職場へ行ったり，友人と話したり，食べたり，運動したりといった活動に対して注意を高めることが可能です。実際，今でもできます。たとえば，本書を読みながら肩に意識を向けてそこに何らかの感覚があることを認識する，といった感じです。

困難な点

　略式の実践は行いやすいのですが，行うことを覚えていることは難しいものです。ですから，初心者には，思い出させるようなものがあると助けになるでしょう（たとえば，2時間ごとにマインドフルな深い呼吸をすることを思い出すために，電話のアラームをセットします）。実践をつめば，今この瞬間に同調することが自動的に，そして自発的にできるようになってきます。その他の問題として，強い感情が生じているそのときにマインドフルになることが難しいといったものがあります。Step 6で，この問題を乗り越える方法について説明します。

考えと感情に名前を付ける

　マインドフルネスを実践しているとき，ある時点で私たちの注意が今この瞬間からさまよい出ることがあります。たとえば，呼吸に注意を向けることをやめて，その代わりに，夕食に何を作ろうかと考え始めたり，その日に職場で起きたつらい会話を思い返したりするようになります。名前を付けることは，注意がいつさまよったのかに気づき，注意をそっと今に戻すための役に立つ手段です。

　名前を付けるときには，瞬間瞬間の体験を表す単語やフレーズで，心がどこに行ってしまったかを静かに認識します。たとえば，「計画している」「心配だ」「かゆい」「我慢できない」というような言葉です。最も役立つ名前の一つは，単に「考えている」であり，これは，私たちを今この瞬間から引き離すことのほとんどに対応できます。この方法は，正式な実践でも略式な実践でも，両方で活用できます。

マインドフルネス＝受け入れること，気づくこと
名前を付ける＝単語やフレーズで気づいたことを言い表すこと

　名前を付けることを，自分を批判する方法として使わないようにすることが重要です。たとえば，「ああ，また考えてる！　私って変なのかなあ！」といった

表現がそれに当たります。**誰でも心はさまよう**，ということを忘れないでおきましょう。仏教の瞑想の教師の Pema Chödrön は，生徒に，考えに名前を付けることは，羽根で泡を触るようなものであるべきだ，と説明しました。そっと泡を弾かせて，呼吸に戻ります。心がさまよい出てしまったことに気づいたときには，このようにやさしく触れるようにしてみましょう。

　名前を付けることは，困難な考えや感情を観察するときにも役に立ちます。臨床経験と脳研究から，感情の状態に名前を付けることが神経系組織を穏やかにし，激しいネガティブ思考と感情をコントロールすることに役立つことを，私たちは知っています[1]。「名前を付けることができれば，それをおさえこむことができる」という言い習わしに似ています。難しい感情に名前を付けるときには，何が起きているか，自分とは距離をおいて目に見えるままに言葉にするようにしましょう。たとえば，「私は批判的だ」と言う代わりに，「ああ，否定的な判断だ」とか，単に「判断」と言うようにします。「腹立たしい」と言う代わりに，「おや，怒りがある」と言ったり，単に「怒り」という言葉を使ったりするようにします。こうすることで，私たちは，自分が考えたり感じたりしていることから一歩離れることができ，「自分は何者であるか」とか自分についての「真実だ」とか自分のまわりの世界だとか自動的に思うのではなく，心のパターンをただ観察することができるようになるのです。

　繰り返しますが，マインドフルネス実践の間，ある時点で心がさまよい出るのは当然のことです。誰でもそうですし，ADHD と診断されている人にはとくによくあることです。それは，あなたの心がどのように機能しているか名付けて知る機会でもあります。実際，あなたが ADHD と診断されているとすれば，気をそらすものを認識して名付ける機会が増える，ということができます。こうしたことが起これば，あなたは，ただ心の中で「さまようこと」とか「考えている」とつぶやいて，心がどこをさまよっているか，大まかな心のスナップ写真を取ることができます。そして，あなたが注意を向けようと意図していたことへ，そっと注意を戻しましょう。

　すべてのことを完璧に名付けなければならない，ということにとらわれないでください。「呼吸」とか「思考」とかいった，わかりきったことから始めてみましょう。実践するにつれて，かすかなレベルの知覚に対しても名前を付けることができるようになってきます。難しい思考や感情に名前を付けることについては，本書の Step 5 と Step 6 でさらに説明します。

「私のADHD」：あなた自身の独特なADHDパターンを観察しよう

　本書の読者の中には，ADHDについてよく知っていて，生活の中でのADHDがどのようなものであるかを理解し始めている人がいるかもしれません。しかし，ADHDの旅であなたがどこにいようとも，ADHDによく起こる症状を再検討して，いかにADHDが生活に影響を及ぼしているかをじっくり考える時間をとることをお勧めします。このような再検討は，後にステップを進める中で，自分のADHDのパターンをマインドフルに認識するとき役立つでしょう。

　あなたの内省を援助する目的で，巻末にチェックリストを掲載しました。あなた自身の症状をじっくり検討するとき，判断を加えないで，慈しみを示す努力をしてみましょう。反応しない探求的な態度になれるかどうか確かめてみましょう。じっくりと考えながら，「障害」であるということから，違い，つまり生物学的多様性の一例である，というようにADHDをとらえなおしてみましょう。新たに手にした好奇心で，あなた自身のさまざまなADHDの症状にアプローチすることができるかどうか見てみましょう。あなたは，何が関与しているのか理解したくなり，どの症状がとらわれのない心を必要としているかを学びたくなるでしょう。パートナーや友人のような，あなたをよく知る人と一緒にこのような内省をすることがしばしば役立ちます。そうした人たちが意見を出してくれることで，自分が気づいていない可能性のある問題を知ることができるようになります。繰り返しますが，あなたとあなた以外の人が，とらわれのない心で，お互いの見解に対する慈しみをもちながら，あなたの症状のことをじっくり検討することが重要です。このエクササイズにユーモアを持ち込むことができれば，さらによいでしょう！

あなたのADHD症状のマインドフルな再検討

　208ページから211ページにあるADHD症状のチェックリストを見て，再検討してみましょう。そうしながら，自分に尋ねてみましょう。

　　私のADHDはどのようなものか？
　　自分の生活の中でどのように現れてきていますか？

　これらの疑問に答えながら，（職場や人間関係のような）特別な状況につ

いて考え，他の人にも具体例を聞いてみましょう。

あなたが知っておくべきこと

1. 現在の臨床ガイドラインで ADHD 診断の最低基準を満たすためには，不注意，もしくは衝動性／多動性の９つの症状群のどちらかで，少なくとも６つが存在していることが必要です。子ども時代に症状があったという病歴がなければならず，生活の中で，少なくとも２つの環境で著しい困難を経験していなければなりません。

2. 大人の ADHD に対する私たちの考えは発展途上であり，実行機能や感情制御の症状を含む新たなチェックリストが開発されつつあります。大人の ADHD によくみられるパターンのチェックリスト増補版については，Russell Barkley 博士による『Taking charge of Adult ADHD』(2010) を参照してください。

3. チェックリストは，症状を特定するのに役に立ちますが，臨床医の正式な診断の代わりにはなりません。臨床医は，あなたが自分の経験の意味を理解できるように手助けし，他の状況や環境があなたの ADHD の症状の要因になっているかどうかを評価するのを援助してくれるでしょう。

Part 2

ADHD のための
マインドフルネス

8 ステッププログラム

イントロダクション

本書のこの部分では ADHD のためのマインドフルネスの 8 ステッププログラムを提示しています。Step 1 〜 3 では，自動操縦から抜け出し，注意のコントロールを訓練し，今この瞬間に集中する能力を強化します。Step 4 〜 8 は，あなたの思考，感情，行動を観察してマネージメントするために，これらの中心的なマインドフルネス技法をどのように活用できるかを示しています。各ステップはお互いに支え合うようにできているので，順番に行っていくのが一番よいでしょう。各ステップそれぞれに書かれているマインドフルネスの実践を，次のステップに移る前に 1 〜 2 週間かけて探究することをお勧めします。しかし，あなたのペースで自由にステップを進んでいっていただいて結構です。

本書には，8 ステッププログラムの中から選ばれたエクササイズについてガイド付きの瞑想指導が収められたオーディオ CD がついています（日本語版）。このオーディオプログラムは，www.shambhala.com/Mindfullnes Prescription.（英語版）からダウンロードすることもできます。

ステップの概要

Step 1　より今に──注意と五感──

Step 2　心がさまようことに焦点を合わせる──マインドフル呼吸法──

Step 3　気づきを向けて固定しよう
　　　　──音，呼吸，体のマインドフルネス──

Step 4　体の声を聴こう──身体感覚や動作に対するマインドフルネス──

Step 5　あなたの心を観察しよう──思考に対するマインドフルネス──

Step 6　情動にうまく対応しよう──感情のマインドフルネス──

Step 7　上手なコミュニケーション──マインドフルな聴き方と話し方──

Step 8　効率的になるためにペースを落とそう
　　　　──マインドフルな決定と行動──

STEP 1　より今に

注意と五感

　リックは絶えず忙しく動き回っていて，1つのものから別のものへと注意が移り続けています。彼は一日中，自分のスマートフォンと複数の仕事をチェックし続けています。食事中にも，新聞を読んだり，テレビを観たり，またはその両方を同時に行ったりしています。彼が電子メールや，Facebook，Twitter，仕事用ファイルを操作しているとき，仕事用のコンピューターに複数の画面が開かれていることがよくあります。彼は，運転しながら仕事の電話をかけることもよくあります。最近，彼は，ストレスを感じて疲れ切り，集中力が落ち，なかなかくつろげないと感じています。

　私たちの大半は，ペースの速い生活を送っていて，注意は絶えず異なる方向に引き寄せられています。これがまさにわれわれの時代の特徴です。——エレクトロニクス時代が到来して，私たちは止めどなく情報と娯楽を提供されるようになっています。しかし，このように絶えず活動し気が散る生活は，ADHDの成人ではいつものことで，まったく当たり前のことです。リックのような多動をもつADHDの人は，あるタスクから別のタスクへと衝動的に駆り立てられ，しばしば，いくつかの計画を同時に行うことになります。他にも，リーネという名前の私の患者の一人は，不注意症状のあるADHDをもっていて，気が散りやすく，その状態でいくつかのことを同時にすることになります。このように，リックとリーネの二人は，集中力が切れたりストレスを感じたりすることがよくあります。

　散漫になる理由はさまざまかもしれませんが，その対策は，**意図的に動作を休止して，今この瞬間に注意をシフトする**ことを学ぶことです。このように注意をシフトすると，駆り立てられたり，気を散らされたり，不注意になったりすることから一歩戻るのに役立ち，行動選択をする新しい機会が生まれます。注意シフトつまり重要な中断は，最終的に私たちが自動操縦モードから抜けだすことを可能にするブレーキになります。動作を休止することを学べば，「私はこのような

やり方をする必要はないかもしれない」と自分自身に気軽に語りかけることができるようになります。

注意の科学

　もし ADHD をもっていれば，恐らくあなたは，自分の焦点がずれることに不満や落胆を感じて，「なぜ私は注意を集中することができないのか？！」と考えるでしょう。しかし，いろいろなことに注意を向けるのをやめて今この瞬間にシフトすることを目的にした 8 ステッププログラムの最初のステップを始める前に，さまざまな状況下での注意がどのようなものなのかを学習し，注意について科学者のようにじっくり考えてみてほしいと思います。

　注意に関する科学的研究からは，注意が単一の心理的機能ではなく，いくつかの異なる部門またはネットワークを有する複雑なシステムであることがわかっています。注意に関する著名な研究者である Oregon 大学の Michael Posner 博士は，**覚醒**，**定位**，そして**実行的注意**という 3 つの注意ネットワークについて述べています[1]。

　覚醒は，経験に反応するために**注意を準備する**ことに関係していて，時間が経過しても良好な覚醒を維持することも含んでいます。**警戒**と**警戒した覚醒**は，このネットワークと関連しています。あなたが何かに興味を持っているときの注意の質について思い出し，退屈あるいは反復的な経験をしているときの弱まっている注意と比較してみましょう。疲れているときと休息しているときの，あなたの注意を払う能力について考えてみましょう。あなたの注意の鮮明さと準備性の違いは，覚醒の差です。

　定位は，感覚刺激への**注意の移動**や，あるものから別のものへの注意の移動と関係があります。たとえば，このページのあるところから別のところに注意を移すとき，定位ネットワークを働かせています。定位は，しばしば視覚的な注意をある場所から別の場所に移動することと関連していますが，意識内での注意の移動も含んでいます。

　実行的注意は，選択と反応の調整に関係があり，**気を散らすものがあるにもかかわらず注意を払う**，ということに関与しています。たとえば，かゆみの感覚を無視して読書を続けることを選択した場合，または電子メールを確認したいと思いながら請求書の支払いに集中している場合は，実行的注意ネットワークを使用していることになります。

注意は懐中電灯のようです

　懐中電灯のたとえは，注意の３つの側面の感触をつかむのに便利です。覚醒は，懐中電灯をオンにすることに似ています。定位は，あなたが見たいものの方に懐中電灯を向けることに似ています。実行的注意は，たとえ他の何かが妨害しても，光を１つの場所に当て続けていることに似ています。また，懐中電灯のように，あなたが注意を払っている場所はどこであれ明るくなり，より明瞭に知覚されます。

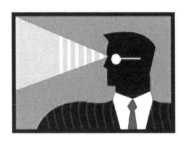

　研究によれば，ADHDにおいて，すべての注意ネットワークが均等に障害されているわけではないことが示されています。つまり覚醒ネットワークと実行的注意ネットワークの効率が落ちても，定位ネットワークは通常損なわれていません[2]。

　これ以外にも，注意の別の側面を記述しているものがあります。**選択的注意**は，他の刺激を追い払い，何か１つの行動や対象に焦点を当てることに関連しています。**分割的注意**は複数のものに注意を払うことを意味します。**持続的注意**は，それが難しい場合でも，覚醒を維持し，焦点的注意を維持することを含みます。この分野では**自発的注意**（自主的な注意）を，「トップダウン」つまり個人が能動的に自分の注意を向けることであるとし，対照的に，**非自発的注意**（注意が何かによって引き起こされるとき）を「ボトムアップ」と呼ぶこともあります。

ADHDの生活における注意

　ADHDの成人は多くの場合，集中の欠如から，注意の移動の困難や過集中に至るまで，注意調整の困難さの全領域を経験しています。彼らは典型的には，ルーティーンや退屈なものだと，注意を払うことには大きな努力が必要だと言い

ます。注意散漫，気が散る，細部を見落とす，不注意なミスをすることについて愚痴るのが一般的です。同時に，斬新で，興味深く，興奮させるような課題は，ADHD の成人を夢中にさせます。これらの課題は，こうした人たちの注意を長時間にわたって維持させたり，過集中の状態でいさせ続けることができます。このような集中は，事業計画の一環で作業するときに有用かもしれませんが，日常生活に問題を引き起こす可能性もあります。過集中をすると，私たちは時が経つのを忘れ，周囲で起こっていることに無関心になり，事業計画の細部にこだわるようになることがあります。過集中をしている人は，基本的なセルフケアをやめてしまったり（たとえば，空腹だったり休憩する必要があったりするにもかかわらず数時間コンピューター前に座る），別の課題に移行することが困難だったり，他の人からの依頼を無視したりすることがあります。

　ADHD の場合，注意を払うことができないということではなく，**適切なとき に適切な注意**を払うことができないということが問題です。ですから，ADHD に対処するためには，注意の抑制と実行機能を強化するような方策——いつどのように何かへの集中を維持し，いつどのように別のものに集中を移動するのかを知ること——が非常に重要になります。

注意とマインドフルネス

　マインドフルネスでは，リラックスした状態で，覚醒して注意を向けることを練習します。これは，努力したり緊張したりストレスを感じたりしながら注意を向けるという，私たちが一般に日常生活の中で行っていることとは対照的です。マインドフルネスは，努力して何かをしようとするよりも，経験するままに任せるようにします。そのような理由から，マインドフルネスはしばしば，"自然に"気づいていることだと言われます。マインドフルネスは，今この瞬間に焦点を当てることと，自分の注意を観察することの両方を伴います。以下の演習や 8 ステッププログラムの残りの部分を実践するときには，そのことを覚えておいてください。

　マインドフルネスは，注意を集中することとモニタリング（観察すること）の両方を含んでいます。

　ここで，いくつかの短いマインドフル探究を通して，注意のさまざまな側面を調べてみましょう。

探究　1.1

視覚的な注意と気づきで楽しむ

　注意と気づきはしばしば同時におこりますが，一つひとつ個別に存在するときもあります。たとえば，お決まりのことを形だけやっているときには，私たちは注意を払いますが，十分な気づきが欠けている可能性があります。よく知っている道を運転しているときの心の状態が，その良い例です。反対に，周辺視野に関しては，直接注意を払っていなくても気づきが生まれる可能性があります。マインドフルネスを実践することで，私たちの生活の中での注意と気づきの働きを観察することができます。私たちは，気づきに注意を払い，自分の注意に気づくことが可能なのです。

　次に挙げるのは，注意と気づきの間の相互作用を示したルビンの壺[3]と呼ばれる，有名な視覚の錯覚です。

1.　この絵を見たときに何が見えますか？

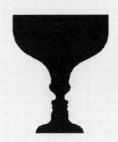

　壺？
　二人の顔についてはいかがですか？
　同時に壺と顔の両方についてはいかがですか？

　ここで鍵になるのは，注意をどこに置くかによって気づきが変わるというところです。あなたは，壺や向き合った顔のどちらかに注意を集中させることができます。同時に壺と顔を見ようとすることもできます。しかし，1つのイメージにくぎ付けになると，もう一方に気づかない可能性があります。あなたが壺に注意を固定すると，壺の方が目立って注意を引く像になり，顔はほとんど存在しないかのようになります。生活の中で私たちは，たとえ複

数の可能性が存在していたとしても，一側面に固定して物事を見ている可能
性があります。

　　2．あなたとあなたが観察しているものとの間の物理的な空間に注意をは
らうことによって，あなたの気づきをさらに広げることができますか？　そ
のようにしたときに，自分がどのように感じるか，気づいてみましょう[4]。

探究　1.2

非視覚的な注意で楽しむ

1. 目を閉じてください。もし目を閉じない方がよければ，目を開いて一点
   に注視してください。
2. **外側**から入ってくる気づきを感じましょう。音を感じているかもしれま
   せんし，部屋の温度を感じているかもしれません。
3. さあ，あなたの注意を自分の**内側**にシフトしてください。あなたの注意
   を引くものはなんでしょう。たとえば，からだと椅子が触れている感
   覚，顔の感覚，または息をしていることに気づくことができるでしょ
   う。あなたは感情や思考に気づくかもしれません。
4. 頭の上からあごに向かって注意を移動させ，歯をくいしばっていないか
   を確認しましょう。あごが緊張している場合には，その部分を緩めて，
   その感覚の変化を感じましょう。外側の世界や内側の世界に集中するこ
   とがどれほど簡単か，あるいは難しいかに気づきましょう。

五感を再発見する

　これから，私たちは，5つの基本的な感覚に注意を向けることによって，自動
操縦から今この瞬間へのマインドフルなシフトへの実践を続けていきます。

1. 視覚
2. 聴覚
3. 嗅覚
4. 味覚
5. 触覚

　通常，私たちは，感覚からの入力に応じて自動的に考え，比較したり，反応したり，記憶したりし始めます。たとえば，サイレンを見たり聞いたりすると，救急車のことを考え始めることもあれば，大きな音に対していら立ちながら反応することもあるでしょう。

　次の実践では，そのように反応する代わりに，意見や評価や比較をしないで音に気づくという，**感覚の直接的な体験**にとどまるようにします。この実践は，習慣のままに反応しないで，もっと現在にとどまり続けられるようにする練習です。さらに，5つの感覚に集中することで，私たちはよりリラックスして，駆り立てられるような感じにならず，生き生きとした感じを持てるようになります。それは私たちの心に休憩を与える方法です。

探究　1.3

五感にアクセスする

　あなたがラジオで選局している場面を想像してください。第1局は視覚信号を拾い，第2局は音に波長を合わせます。第3局で香り，第4局で味覚を，第5局では触覚を伝えます。このようにして局を順番に調べてみましょう。それぞれを「ただ経験する」ようにして，心を開き続けましょう。

　視覚　目を使ってまわりを見回してみましょう。面白い線や色，材質，角度を捉えたいと思っている写真家のように，あなたの周りに何があるかに気づいてください。あなたは，あなたが見ているものについてさまざまな判断や思考をしていることに気づくかもしれませんが，注意を向けすぎないようにしましょう。単に「ただ見ること」を実践してください。

　聴覚　あなたの周りの音に注意を向けましょう。行きかう音に注意を向け，音と音の間の静かな瞬間に注意を向けてください。音をきっかけに生まれる連想に巻き込まれないで，音に気づく練習をしてください。音の分析を始めた場合は，優しく「ただ聞くこと」に注意を戻してください。

　不快な騒音にも心を開きましょう。芝刈り機のような馴染みのある音を，単にある強度と質を持った音として受け取る練習をしましょう。（音に対して気づきを向けているとき，完全に静かなことはほとんどありませんが，）

もしあなたが静かな場所でこれを読んでいるとき，頭を掻くと，その音に気づくことができます。

　嗅覚　あなたのまわりの香りに気づくようにしましょう。どのような香りや匂いにも注意を向けるようにしてください。匂いを感じない場合は，匂いがないことに注目してください。

　まわりにある香りを感じられるものを探しましょう。たとえば，手を鼻に持ってきて，手の甲，手のひら，指先の香りを感じてください。おそらく石鹸のなごり，触った食べ物の香り，単純に汗の匂いなどを感じるでしょう。以前のように，匂いについて考えないようにしてください。その代わりに，「ただ嗅ぐこと」を実践してください。果物を手にとったり，マーカーの蓋を取ったり，花や植物の匂いを嗅いだりすることもできるでしょう。それでいいのです。靴を取り上げて，匂いを嗅いでみましょう。いろいろ試してみましょう！

　味覚　次に，味覚の局に移ります。レーズン，ブドウ，チョコレート，飲み物を少量，選んでください。食べ物を噛んだりすすったりして，基本的な味の質（塩辛い，酸っぱい，甘い，苦い，など）に気づきましょう。生まれて初めてこのタイプの食べ物を食べているかのように，「ただ味わうこと」を実践してください。経験を高めるために，以前は食べていなかった食べ物で試してみてください。

　触覚　最後に，触感に気づくようにしましょう。赤ん坊のとき，私たちは，（しばしば，私たちが手にとったものすべてを口に入れながら）手と体全体を使って世界を理解しました。触れて感じることができる物や表面をいろいろ見つけて，この感覚を探ることができるかどうかを見てみましょう。

　たとえば，手の甲を唇に持っていって軽く触れば，それによって生まれた感覚に気づくことができます。この本の表紙に触れ，その質感を感じるのはどうでしょうか？　たぶん，あなたは滑らかさや粗さ，冷たさや温かさの感覚に気づくのではないでしょうか。太ももに指を押し当て，圧力の感覚を探ってみてください。両手を合わせてこすり，後にあなたの手のひらがどのように感じるか調べてみてください。より強い感覚を体験するためには，氷を握りましょう。

感覚入力と ADHD

感覚過負荷

　日々，私たちの感覚には多くの刺激が降り注ぎ，攻めたてられています。しかし，あなたが ADHD をもっているなら，にぎわっている食料品店や近隣の祭りに行くというような普通の体験さえも，心への攻撃やエネルギーの消耗になる可能性があります。「あまりにも多くの情報」に集中し優先順位を付けることが困難なため，ADHD では感覚に過剰な負担が生じる可能性があるのです。

感情処理の難しさ

　ADHD をもつ人の中には，感覚の過剰な負荷を頻繁に経験する人がいます。感覚処理の困難さが増える可能性があるのです。どの感覚を介して伝わってくる情報にも圧倒されるような感じをもち，独特な反応が引き起こされます。T シャツを着ている人のことを考えてみてください。首のタグの感触を我慢できなかったり，かすかな匂いにひどく悩まされていたりする人もいます。私たちは誰でも感覚の好き嫌いがありますが，ADHD をもつ子どもや大人は，感覚の問題が日常生活の妨げになることがあります。彼らはより多くのいら立ちや疲労を経験するかもしれません。たとえば，大きな雑音を嫌うのはその1つです。電話が鳴るたびに身の毛がよだつこともあります。
　もしあなたが知覚処理の困難さを抱えているのであれは，五感に波長を合わせることは，あなた自身の感覚の反応性を理解する良い機会になります。たとえば，嗅覚に敏感なら，急にいら立ったり，腹が立ったりしますし，香りやいやな匂いから遠ざかりたい衝動を経験することさえあります。あなたが過剰にそのような経験をする人なら，多くの匂いを不快に感じるでしょう。しかしながら，もし，あなたが匂いを検出することに困難を抱えているのであれば，さまざまな匂いを観察して見つけることにもっと創造的でなくてはならないことや，匂いがはっきりしないものが多いことに気づくかもしれません。

日々の生活におけるマンドフルネス

　ADHD では，退屈な気分や目新しさへの渇望が簡単に生じることがよくあり

ます。あなたの五感に波長を合わせることは，あなたの生活のあらゆる瞬間に興味と新しさをもたらす１つの方法です——平凡で日常的な活動でさえも，新しくて面白いと感じることができます。マインドフルネスを用いて，食べること——皆が毎日しているようなこと——さえも，これまでにしたことがなかったことのように感じることができます。

探究　1.4

マインドフルに食べること

　ここでは，食べ物を使って五感すべてを意識する練習を行います。この練習は，いつもの日常や週１回の練習として食事の中に組み込むことができます。マインドフルな食事は，ADHD ではあまりにも頻繁に起こる衝動的，あるいは不注意な食行動を抑制するのにも役立ちます。

- レーズン（または小さい果実，他の小さな一口分の食べ物）を探します[5]。それをつまみ上げ，あなたがちょうど別の惑星から地球に到着したと想像してください。あなたは生まれて初めてこのような物を体験していて，あなたはそれについて興味を持っています。時間をかけて食べ物を調べてください。あなたは我慢できない感じや早く食べたい衝動に気づくかもしれません。そうであれば，そのような行動をしないで，その感情に名前を付けることができるかどうかを見てみましょう。
- レーズンを手のひらに置き，視覚的な質感，色，形を調べましょう。その匂いを嗅ぎましょう。あなたの指でそれを触れて，質感や感覚（たとえば，粘性や乾燥度）を感じましょう。
- レーズンを口に持ってきて，やさしく唇に触れ，（冷たさや滑らかさのような）感覚に気づくようにしてください。
- あなたの耳にレーズンを持ってきて，何が聞こえるかに気づきましょう。または，音がないことに気づきましょう。
- 今，あなたの口の中にレーズンを入れて，ゆっくりと噛み，それを味わってください。あなたのあごと舌の動きに気づきましょう。食べる音に気づきましょう。飲み込む行為に気づきましょう。
- あなたの体は今，レーズン１つ分体重が重くなっているという事実に

意識を向けましょう。

評価せずにあなたの反応に気づく

　地元の ADHD 支援グループの会で，私はここで説明されたようなマインドフルに食べることを実践しました。そのエクササイズの後，以前にマインドフルネスを経験したことのない何人かの人と経験を共有しました。リンダというある女性は，そのレーズンが過去に食べたことのあるレーズンと比較していかに興味深く風味豊かであったかを述べました。「私はレーズンには多くの異なった溝や色があることを知らなかった！」と彼女は言いました。「そして，このレーズンの味は私が普段感じていたものよりも非常に強く思えました」彼女はまたエクササイズをゆっくり行ったことで，よりリラックスしたことも報告しました。

　40 代半ばの実業家のマットはこの実践は嫌いだと語りました。「私の心はレーズンから離れ私の仕事に向かい続けた」と彼は語りました。「私は落ち着かなく感じました。私はレーズンに戻ろうとしたが，しばらくした後やめたくなった」。私は彼に，たとえその実践がリンダとは違う効果をもたらしたとしても，起きていることに気づくことができたことは素晴らしいことであると伝えました。私は彼に，これらの反応について好奇心を持つことができるかどうか，そしてそれらを良い悪いで判断しないでいることができるかどうかを尋ねました。彼は我慢できない，欲求不満，落ち着かないという感情をもう少し探究することができたでしょうか。彼は彼の体にこれらの感情がどのように表れているのか気づくことができたでしょうか。彼はまた，慈しみの感情に気づき，好奇心を持ってそれらを観察し続けることができたでしょうか。

実践のために推奨されるリマインダー

　始めてマインドフルネスの実践を学ぶとき，今に集中することは一般的に簡単ですが——促されれば誰でもそれを行うことができます——，今に集中することを思い出すのは簡単ではないということに，すぐに気づくでしょう。ですから，いくつかのリマインダーを使ってみてはどうでしょうか。

> 　マインドフルネスの目的は，今この瞬間に私たちの注意を向けることと，気
> が散ったときに今この瞬間に戻ることを思い出すことです。

　通常は，ADHD をもつ成人はリマインダーをまったく知らないわけではあり
ません。彼らは実行機能の障害によって仕事や約束を覚えるのが難しいため，多
くの人が直感的にやるべきことを自分に思い出させる何らかの方法を開発してい
ます。カレンダーにメモを残したり，リマインダーメッセージを残すために自
分に電話したり，ボイスメモを作成したり，至る所にポストイットを貼り付けた
り，さらには手のひらにメモを書き込むような古き良き技法を用いたりすること
さえあります。

　一般に，書き出して，気づく可能性が高い場所にそれを貼ることは大きな助け
になります。しかし，はがれそうな紙が至る所に残っていたり，さまざまな場所
に無計画なリマインダーがあったりするのでは――ADHD の成人にその傾向が
あるのですが――役に立ちません。

　マインドフルネスの実践のためのリマインダーを作る方法をいくつか紹介します。

- スケジュール帳にマインドフルな休憩の予定を入れてください。たとえば，
  5 分間の静かな呼吸に気づく実践やマインドフルに食べること，など。
- あなたが活動をやめて，五感で今この瞬間の経験に気づくような短いマイン
  ドフルネスの実践をすることを促すために，あなたの電話やコンピューター
  にポップアップリマインダーを設定してください。
- 1 日を通して，少し手を止めてマインドフルな気づきの実践を行うためにス
  マートフォンアプリを使用してください。入手できるアプリの中にはマイン
  ドフルネスの実践のために作られたものがいくつかあります。あなたのお使
  いのスマートフォンのアプリストアで「マインドフルネス」で検索するだけ
  です。
- マインドフル実践をする仲間（実践する仲間のような）を得て，今この瞬間
  に波長を合わせるために，時々お互いにリマインダーのメールを送りあって
  ください。
- 小さな画像やサインなどの視覚的なリマインダーを使用します。浴室の鏡や
  机の上，冷蔵庫などのような気づきやすい場所にそれを貼りましょう。サイ
  ンには次のようなものがあります。

○ 今，私の注意はどこにありますか？

○ 五感に波長を合わせて。

○ 見て，聞いて，嗅いで，味わって，触れて。

早わかりステップ1

> 今，私の注意は
> どこに向いているのだろう？

正式な実践

● マインドフルに食べることは，正式な実
践として行うことができます。今週は，
毎日（またはできるだけ多くの日数）食事全体をマインドフルに食べるよう
にします。沈黙の中で普段よりもゆっくりと食事をして，存在するすべての
音，味，匂い，思考，感情に気づくようにします。

● ほとんどの食事を家族と食べる場合は，食事の最初の3分から5分間は黙っ
て食べてみてください。子どもがいるのなら，自由に楽しみながら遊びながら。

日々の生活におけるマインドフルな気づき

● アラームの設定や，リマインダーサインを貼ったりして，"注意を確認"し
てください。その瞬間にあなたが何に注意を向けているか気づいてください。

● あなたの注意をあなたの感覚と今この瞬間にシフトする実践をしてください。
たとえば，

○ すべての意識を向けてあなたのペットを見て触れる。

○ シャワーを浴びるときには，石鹸の匂いや水の感覚を感じる。

○ 窓の外の往来の音を聞く。

○ 食べたことのない食べ物を料理する。

○ 手触りや匂いに特に注意を払ってガーデニングをする。

○ あなたの感覚を通してあなたのパートナーを感じる。

STEP 2 心がさまようことに焦点を合わせる

マインドフル呼吸法

ピーターは飛行機の座席に座り，本を取り出しました。彼はこのところ，格闘技に興味を持ち，空手の歴史について読みたい気持ちが強くなっていました。彼は読書を始めましたが，ある時点で，目はページの言葉の上を追いつづけているのに，心が別のところをさまよっていることに気づきました。彼は，読んだばかりの内容について何一つ覚えていませんでした。彼は，本のトピックの代わりに，修理が必要な彼のオートバイについて考え続けていることに気づきました。「さあ，集中，集中！」ピーターは自分に言い聞かせました。彼は第2章の最初に戻り，再び本を読みはじめました。

私たちはみな，本や雑誌を読んでいるときに，心がどこかにさまよってしまう経験をしたことがあります。それは，まるで心がそれ自体の心を持っているかのようです！ 私たちの目はある程度言葉を追っていっているのですが，注意と意識の大半は他のことに向いてしまって思いをめぐらせることになります。結局，私たちは重要な情報があるページを見落として，集中していないと感じたり無能だと感じたりします。

心がさまよってフラストレーションを感じる体験はよくあるものですが，ADHDではとくに顕著にみられます。本ステップでは，心のさまよいを食い止め，注意を訓練するための方法として，呼吸に焦点を当てます。

呼吸の重要性

呼吸について少し考えてみましょう。呼吸は私たちが毎日していることの一つですが，私たちは，集中と自己調節を促すためのツールとしてのパワーがあることに気づいていません。次に，呼吸についての認識について，2つの重要なポイントを示します。

私たちの呼吸は常に現在にある

心は過去，現在，未来に行くことができますが，私たちの呼吸は常に現在の中で起こっています。ですから，呼吸に焦点を当てることで，覚醒して「今」にとどまり続けることができるようになります。時間が経つにつれて，呼吸に焦点を合わせる（そして再集中する）実践は，さまよう心に影響されない能力を強化します。

私たちの呼吸は，私たちの心身の状態を変える扉である

私たちの呼吸は1日中自動的に生じます。幸いなことに，それが可能なのです。呼吸を1回1回意識して指示しなければならない状況を想像してみてください。私たちはほとんど他に何もできません。もし，あなたの気が散ったらどうなるでしょうか？　ADHDをもつと，常に呼吸を意識しなければならなくなります。

同時に，呼吸は（注意のように），自動的に起きるだけでなく，意識的に介入することもできます。希望するときにはいつでも，より深く息を吸うことによって呼吸の速度と深さを自由自在に変えることができます。

それによって，私たちは，体の生理機能体系を，「ストレスがかかり」「受動的に反応する」状態から「リラックスして」「安定した」状態に意識的にシフトさせるために使うことができます。たとえば，不安やストレスを感じると，浅くなり，胸式呼吸になります。しかし，リラックスした状態では，多くの場合，深い腹式呼吸になっています。これを逆に使うこともできます。私たちが腹式呼吸をすると，リラクゼーション反応を**誘発する**ことができるのです。

探究　2.1

3つの部分で呼吸に気づく

あなたは3つの基本的なスポットで呼吸に気づくことができます。

- 鼻孔
- 胸部
- 腹部

これらのスポットを探し，それらの場所で呼吸を感じることがどれほど簡

単か，あるいは難しいかみてみましょう。目を開いても閉じても行うことが
できますが，目を閉じたほうが内部の感覚に集中しやすくなるでしょう。

鼻孔

　鼻孔の周りと鼻孔のすぐ下の領域に注目しましょう。あなたは微妙な動
き，くすぐったい感じ，または冷たさの感覚に気づくかもしれません。ここ
で呼吸を感じにくい場合は，人差し指を鼻の下に置いて指に空気を感じてく
ださい。

胸部

　数回息をして，胸郭の上昇と下降に注意を向けましょう。片方の手を胸に
置き，手を通じてその動きを感じることもできます。胸部の上方と肩の動き
をオーバーに行うことで，胸を通して呼吸を感じるようにしましょう。どの
ように感じるかに気づくようにしてください。

腹部

　下腹部の上昇と下降に注目しましょう。動きを感じやすくするためにお腹
に手を置きましょう。自分がへその下で風船を膨らませていると想像しま
しょう。どのように感じるかに気づくようにしてください。最後に，一方の
手を胸に，もう一方を下腹部に置きます。自然に呼吸し，自分が胸と腹のど
ちらを多く使って呼吸する傾向があるか認識しましょう。

　注意：もしあなたが習慣的に "胸式呼吸" になる傾向があるなら，——そ
れは不安やストレスにつながる特性なのですが——，はじめは腹式呼吸が不
自然に感じられるかもしれません。その場合は，無理しないようにしてくだ
さい。最初は自然に出てくる呼吸を観察することができるかどうかを確認
し，その後，徐々に腹式呼吸に移っていくようにします。

探究　2.2

マインドフルな呼吸（CD track 2 ; 6 分）

　この最初の正式な瞑想のエクササイズでは，呼吸の感覚に集中し観察する
ことを練習します。このプロセスでは，気が散ったときに自分自身に気づく

ことも学びます。

　添付の CD track 2 は,「マインドフル呼吸法」と題して,この練習を案内しています。自分自身ですることと促されてすることには違いがあるので,少なくとも 1 回は CD を聴くようにしましょう。筆者の経験では,CD を使うのが好きな人もいますが,何度か聴いた後に単調に感じるようになる人もいます。そこで,以下に練習の概要を示します。このページを簡単な手引きとして使用することができます。

- 瞑想クッション（または通常の枕）を使用して床に座るか椅子に座るかして,リラックスした心地よい座位を見つけます。
- 威厳のある姿勢で座っているかのように,背筋を伸ばしリラックスします。そして,手を膝の上に置きます。
- 「私は今,自分の呼吸に焦点を当てる練習をする」というように,意図をはっきりさせます。
- 深呼吸をして,単に,今この瞬間休んでもよいことにします。普段の優先事項や他に何かをする必要性を背景に置いておきます。
- 1 つのスポットに焦点を当てて呼吸します。——鼻孔,胸部,または腹部の一つです。
- 呼吸することに注意のすべてを注ぎます。空気が自然に出入りすることに注目します。
- もし心がさまよっていることに気がついても（外の音やあなたの考え事など）,問題はありません。ただあなたの意図を穏やかに思い出し,呼吸に戻ってください。
- 心が 100 回さまよったとすれば,おだやかに 100 回戻してください。
- 自分に優しくする練習をしましょう。あなたの経験が良いか悪いかという判断はしません。単にあなたの心がどのように働いているかに興味を持ってください。
- 瞑想の終わりに,自分の注意や意識を鍛え現在の自分自身としっかりとつながるために時間をとったことに対して,自分自身に感謝しましょう。

＊訳注）記載されている CD track の時間は,おおよその時間です。

> マインドフルネスとは，呼吸とともにいることであると同時に，呼吸に戻ることでもあります。このように戻ること，すなわち注意を再びシフトすることは，さまようという心の自然な傾向を弱め，気づきと集中することの訓練になります。

座位での訓練によく見られる難しさ

もし心が頻繁にさまよったら？

　第一に，それでよいのです。まず意識を戻しましょう。これは，あなたが自分自身に対して過度に判断したり批判的であったりする傾向にあるかどうかに気づく機会にもなります。たとえば，「私の何がいけないのだろう。5分も集中することができないよ！」と考え始めていないでしょうか。これらのタイプの否定的な判断を手放し，穏やかにあなたの注意を呼吸に戻してみましょう。実際に，私たちの注意がさまようということを自覚して呼吸に戻ることは，座位瞑想の練習の最も重要な要素の1つなのです。

　もし，5分間座っている間にあなたの心が頻繁にさまようことに気づいた場合，いくつかの改善策があります。つまり，**呼吸に注意を払い続けている間，他に何かすることをあなたの活動的な心に与えるのです。**

　いくつか提案があります。

- 心の中で，「息を吸う」と「息を吐く」という言葉を繰り返します。
- 呼吸をしている間，1から10までの数字を黙って数えることを繰り返します。以下に，息を吸う時と吐くときに数字を使う際の方法をいくつか紹介します。

息を吸う	息を吐く
1つ……	2つ……
3つ……	4つ……

（10まで，そして繰り返す）

　1，2，3，4，5　6，7，8，9，10
（繰り返す，1から始める）

- あなたが落ち着いてきたと感じたら，数字を数えるのを止めても呼吸に気づくことができるようになります。
- 数を数える代わりに，あなたがゆったりとしたり，穏やかに感じたり，今ここにいると感じられるような言葉を繰り返します。たとえば，「リラックス」「平和」「穏やかだ」「それでいい」「今」などの言葉です。スピリチュアルな意味を持つ言葉や文章を使ってもよいでしょう。
- 数を数えたり単語を繰り返したりするのといっしょに（またはその代わりに），心の中のイメージを使います。たとえば，数を数えながら呼吸をしているときに，体に出入りする空気の波を想像しましょう。

もし落ち着かなかったり眠くなってしまったりしたら？

　もしあなたが落ち着かないと感じたら，時間を取ってその感覚を観察しましょう。あなたは落ち着かないことをどのようにして知ったのでしょうか？　どのように体の中で感じるのでしょうか？　あなたは特定の思考や感情，あるいは動きたい衝動に気づいていますか？

　しばらくの間これらの感覚や思考と共にいることができるでしょうか？（不快感をもう少し調べる覚悟ができているでしょうか？）落ち着きの無さは，あなたが乗る波のようなものです。落ち着かなさが立ち上がって，最高潮になり，その後，最終的には遠ざかるのが見えますか？　そのようなイメージや視点のシフトは，不快感に耐えやすくします。

　落ち着かなさを解消するために，何か何気ないことをしようと決めてもいいでしょう（深呼吸を数回する，姿勢を変えるなど）。もしあなたが動いたとしても，マインドフルな状態を保ち続け，体，思考，感情の変化を観察し続けることができます。このようにすれば，落ち着かなさから逃れるように反応する必要はなくなります。あなたは落ち着きの無さから学び，それと共にいることを学ぶことができます。

　もし，神経が高ぶりすぎてじっと座っていることができていないと気づいたとすれば，体の準備ができていないのかもしれません。エネルギーを消費するために，最初に激しい運動をする必要があるかもしれません。あるいはマインドフルな早歩きから始めて，座位で練習する準備ができたと感じるまで，その後徐々にゆっくりとしたウォーキングに移るようにします。

　もしあなたが，眠気に気づいたなら，背筋を伸ばすか目を開くかして覚醒度を上げましょう。座位での練習で眠くなりすぎるなら，代わりにマインドフルな動作に取り組んでみましょう。あるいは，エネルギーレベルを上げるために最初に

何らかの身体活動を行います。座位での瞑想の練習は，しばらくの間講義室に座っているのと似ていると感じるかもしれません。そうだとすれば，居眠りしないのは難しいかもしれません。もしそうなったら，立ち上がってストレッチをすることが自分自身を再び覚醒させるのに役立ちます。

　どちらかといえば活発で落ち着きの無い私の友人は，高血圧に歯止めをかけるために瞑想を学びたがっていました。家で瞑想を試みて何度か失敗した後，彼はジムでトレーニングしてから，サウナに座っている間に瞑想することを始めました。身体的運動とそれに続く蒸気の熱が彼のからだをリラックスさせるのに役立ち，彼は，静かに休んで 10 〜 15 分間呼吸に集中することが，それまで以上に簡単にできるようなりました。

もし雑音やその他の注意をそらすものがあったらどうなるだろうか？

　あなたは練習をする際に，騒音やその他の注意をそらすものに気づいてイライラするかもしれません。しばらくの間，それらに注意を向けて，判断することなくそれらに気づいていられるかどうか確かめましょう。たとえば，「騒音」とはおそらく単に不快感を覚える音です。音によって引き起こされた注意散漫な状態と感情をいったん受け入れ，練習に戻ることができるかどうか確かめましょう。はじめは，呼吸の音やからだの感覚に集中しやすいように，耳栓を使って実験することもできます。

心が何かに夢中になったとしたらどうなるだろうか？

　座っているときに，もし，あなたの心がある考え，歌，イメージ，または感情に繰り返し引き付けられるようであれば，それに気づいたときにあなたの考えにただ名前を付け続けるようにしましょう。**あなたの呼吸に意識の大部分を向け続ける一方で，気が散ることを気にしない練習をしましょう。**嬉しいことに，マインドフルネスを練習するために心を空にしようと悪戦苦闘する必要はないのです。あなたは単純に何にでも注意深く意識を向けることができます。それが一見絶え間のない心のおしゃべりであっても。

もし不快な思考や感覚が浮かんだ場合はどうなるだろうか？

　それを受け入れて名前付けできるかどうか確認しましょう（たとえば「怒り」

や「恐怖」など）。もしその感覚が，重大な身体的または感情的な痛みである場合は，穏やかにその痛みに対して心を開き，その感覚にしばらく気づいているようにします。そして，あなたの注意を，呼吸や手のひら，落ち着いたフレーズやイメージなどの，安全で快適だと感じる場所に移しましょう。あなたの注意を，その痛みと安全なあるいは快適な場所の間で行ったり来たりさせることによって，痛みを伴う感情に働きかけることができるようになります（困難な感情への働きかけについては，Step 4 ～ 6 を参照のこと）。

もし退屈しはじめたり，瞑想をしなければならないことを疑問に思ったりしたらどうなるだろうか？

　退屈や疑いに気づいた場合は，これらの感覚を悪いものと判断しないようにしてください。その代わりにそれらを受け入れて名前付けし（たとえば，「退屈感」「疑念思考」），そしてあなたが元々やり始めたことに注意を戻しましょう。あなたはまた，自分がなぜそれをしているのか，その動機を思い出すこともできます。そうすることで，不愉快な課題から離れて，新しい学習体験とセルフケアの行為だととらえなおしができるようになります。あなたが意識を探究することに，再び触発され，心身の状態が刻一刻とどのように変化するかに気づくことができるかどうか見てみましょう。あなたは退屈な感情が実際にどんなものか探ることもできます。たとえば，あなたが退屈しているとき，あなたの体，エネルギーレベルまたは態度について，何に気づくでしょうか？

キャシーの最初の試み

　キャシーはマインドフルネスの訓練と注意と感情に対する肯定的な影響について読んでいました。彼女は，とてもやる気になって，8 週間のコースを始めました。最初の授業のセッションで彼女は基本的な呼吸への気づきの実践について学び，自宅で 5 分間の練習をしたい気持ちが強くなりました。次の朝，彼女は練習しようと計画していたのですが，「時間が足りない」ことに気づき，仕事に出かけなければなりませんでした。

　次の日，彼女は昼食時に，近くの公園で練習するようにしました。練習中に，彼女は自分の注意がひどくさまよっていることに気づきました。自宅でもう一度試してみて，彼女は自分が正しいことをしているかどうか疑問に感じていることに気づきました。次の授業で，彼女は「私はマインドフルネス

がうまくいきません。私の心が止まらないのです」と訴えました。彼女は，さまよう心は普遍的な経験であり，マインドフルネスの実践の一部であり，そしてまた ADHD により多くみられることを再確認しました。彼女は，彼女自身の経験について——それが何であっても——単に興味をもつように，そして単に「呼吸に戻ること」を練習するように励まされました。そのようにして，彼女はリラックスし，自分自身を「マインドフルネスに失敗した」と批判しなくなりました。

　彼女はマインドフルネスの授業が進むにつれて，ほとんどの日に 5 分以上の練習をすることができるようになりました。また，数日間できなかった場合でも，再び戻ることができるようになりました。練習期間のすべてで落ち着いていたり簡単であったりしたわけではありませんが，時間の経過とともに，彼女は座位瞑想の時間や日常生活の中で，今まで以上に集中していると感じることができるようになりました。

探究　2.3

マインドフルな呼吸とウォーキング（5 分）

　もし落ち着けないために座っていられない場合には，歩きながら呼吸に気づく練習をすることもできます。この練習は屋内でも屋外でも行うことができます。屋内で瞑想をするときは多くのスペースを必要としない——小さな空間を見つけて，まっすぐに歩くこと，そして振り返って歩いてきた線に沿って戻ることで練習することができます。

- 目を開いたままゆっくりと歩き，目の前の少し先に柔らかく焦点を合わせます（気が散ってしまう可能性があるので周りを見ないようにします。しかし，自分がどこに行こうとしているのかを自分で意識し続けます）。
- ゆっくりと歩きながら呼吸の感覚に集中します。もしあなたが好むなら，歩みと呼吸を同期させてください。たとえば，右足を踏み出して息を吸い込み，左足を踏み出して息を吐き出すようにします。

日常生活におけるマインドフルな呼吸

　ふだんの活動の最中に，ほんの数秒間でも呼吸に気づくことを覚えているだけで，マインドフルネスをあなたの日常生活に取り入れることができます。
　たとえば，

- あなたがこれを読んでいるときに，単純にあなたの呼吸に気づきます。
- あなたが息を吸ったり吐いたりしているとき，お腹が上下するのを感じます。
- 息を吸うときと息を吐くときの間の一瞬に気づきます。
- 呼吸をしながらこれを数回行い，読書に戻るか，読書を中断するかを決めます。

　マインドフル呼吸法は，それぞれの瞬間にあなたが行っていることにそのままつながる強力な方法です。それは意識的な選択を生み出します。もう１つの素晴らしい実践は，活動を開始する前に深い意識的な呼吸をすることです。１回の呼吸であっても，あなたが感じていることにいかに集中し意識するかに違いが生まれ，その後の体験を変えることができます。たとえば，この本の各章を読んだり，電話をかけたり，上司と話をする前に深呼吸をしてみましょう。それを試してみて，あなたがどう感じるかみてみましょう。

実践のために推奨されるリマインダー

- 一日を通してあなたの呼吸に注意を払います。あなたの予定リストの一番上に，「呼吸」または「始める前に呼吸する」と書きます。あなたのリストにある課題に取り組む際には，定期的に意識して呼吸してください。
- 視覚的なリマインダーを使用します。それを，仕事場，冷蔵庫，あるいはあなたが見やすいどこかに置きます。これは，あなたの仕事場での簡単なサインや「呼吸をしましょう」という電話の働きをします。

早わかりステップ2

正式な実践

　毎日，マインドフル呼吸法を５分間行う（CD track 2）。

日々の生活におけるマインドフルな気づき

- 時々手や足を止めて深いマインドフルな呼吸をしましょう。そのことを思い出すために，視覚的なリマインダーを使用するか，または電話のアラームを設定しましょう（可能な場合は，1〜2時間ごとに鳴るようにアラームを設定します）。
- 仕事の行き帰りや用事をしているときに，マインドフルなウォーキングや呼吸をやってみましょう。

STEP 3 気づきを向けて固定しよう

音, 呼吸, 体のマインドフルネス

　ルーシーはしばしば「ボーッとしている」と言われてきました。ルーシーがまだ幼かった頃, 彼女の母親は彼女のことを「空想少女 (daydreaming girl)」を縮めて D.D.girl と呼んでいました。ルーシーは小学校の教師の話を聞いている間に, しばしば上の空になったり, もどったりしていたことを覚えています。何かが彼女を引き戻すまで, よく彼女の心はさまよい続けていたのでしょう。

　大人になってからも, ルーシーは空想に耽り続けることがよくあります。最近では, 友達と LA にある公園の話をしていたときに, ルーシーはニュージャージー州にいる彼女の叔母へ思いを馳せていました。なぜでしょう？　彼女は公園に行くことから赤い毛布を持っていくことを連想し, 赤い毛布からニューヨークの大学に行くことを思い出し（彼女は寮で赤い毛布を使っていました）, そこからニュージャージー州にいる叔母に電話する必要があったことを思い出したのです。

　この注意のジグザグした動きは, ルーシーにとって瞬時に, しかも頻繁に生じるため, 彼女はその場で行われている実際の会話を聞き逃すことがあります。その反面, ルーシーは豊かな想像力を持っていて, 地元で出版されている雑誌に短編の物語をいくつか書いてきました。彼女は自身の空想を, 良い話のアイデアを思いつくための最良の時であると考えています。

　もしあなたが不注意優勢型 ADHD をもっていれば, おそらくルーシーの経験に共感するでしょう。このステップでは, 「動いてシフトする」気づきのダンスを探究するためにマインドフルネスを用い, 過剰な空想を抑制することに役立てることに, 焦点を当てることにします。あなたが ADHD の心の「運転席に座り」, その心を今この瞬間に導く練習をしましょう。後ほど, Step 5 で, 洞察と創造のためのツールとして「マインドフルな空想」を検討しましょう。

注意と意識の動き

　すでにおわかりになっているように, 注意と意識が変動するのは自然な傾向で

す。この動きは，私たちが音楽を聴いているときに特に顕著です。音楽は，テンポや強さが変化するさまざまな音の集合であり，それを聞くことは，ある音や楽器，テンポから別のそれらへ意識を移動させることになります。また音楽を聴くには，一定の変化を予測し，注意を維持することも必要です。神経画像研究は，音楽を聴くことは，注意をはらうことと関連した脳内のネットワークを活性化させる良い方法であることを示しています[1]。結局のところ，私たちが次の音色を予測する際の，音楽の動きと動きの間の短い間のところで，私たちの注意は特に刺激されます。

　それでは，注意や意識が音楽のパターンに反応してどのように変化するのか，観察してみましょう。音楽を聴くとき，あなたはどのように注意を向けるのかを選べます。あなたは音の変化に熱心に耳を傾けたり（注意の集中），行き交う音をそのまま聞いたりする（注意を広げる）ことができます。

探究　3.1

音楽を聴く

- クラシック，ジャズ，ワールドミュージックなどの器楽曲から1つ選びます（言葉を耳にすると，音を体験しつづけることが難しくなるので，最初は楽器だけの曲，つまり歌唱を伴わないものを選択することが役に立ちます。その後，どんな音楽でもよいのでこのエクササイズを実践して，自身の体験を比較してみるとよいでしょう）。
- 目を閉じて，またはわずかに開けた状態で静かに座り（あなたにとってやりやすい方で），音楽を聴き始めます。
- 音楽のテンポまたは強弱の変化に気づき，さまざまな音に耳を傾けるようにしましょう。音楽を聴きながら，注意と意識に何が起こるか気をつけましょう。また，次の点にも気をつけてみましょう。
  - その音楽があなたにとって特定の感情や思考，映像を引き起こしているか。
  - その音楽はあなたの体に影響を及ぼしているか。動きたくなるような衝動があるか。
- 音楽が終了するまで耳を傾け，思考や感情，身体感覚に注意し続けます。

　グループでこのエクササイズを行い，その後に全員でその経験を共有すると楽しいでしょう。同じ音楽でも聴く人によって違った印象を受けることがわかります。また，好きな音楽や好きでない音楽でも実験してみましょう。たとえば，車に乗っているときに，ラジオのチャンネルを変えて，ジャズ，ロック，クラシック，カントリーミュージックへの自身の反応に気づいてみましょう。

Q：私は瞑想中にリラックスするためによく音楽を利用します。それは私をより穏やかな気分にさせる「ゾーン」へと導きます。そのときも私は，マインドフルな気づきの練習をしているのでしょうか？

　典型的なマインドフルネスの練習では，覚醒し今この瞬間に何が起こっているのかに注意を怠らないよう努力します。これは，体験に飲み込まれた状態になる瞑想，すなわち完全に集中していることとは異なります。完全に集中することは，注意を怠らない覚醒した状態よりも，白昼夢に近いものです。マインドフルネスの練習の目的は穏やかな気分になるためではなく，自身の集中と覚醒を訓練することにあります。私たちが音楽を聴くとき，“音楽に飲み込まれ”ているというよりも，むしろ一瞬一瞬の音の変化や移り変わりに耳を傾けているのです。

　同時に，私たちが正式なマインドフルネスの練習をするとき，リラックスしていることは役に立ちます。もしあなたが，音楽によって本当にリラックスできていることに気づいたなら，瞑想を始めるときにその方法を利用するのもよいでしょう。音楽によってリラックスすると同時に，意識を維持する練習もすることができます。いったん気持ちが穏やかになれば，あなたは，その時々の音のダンスを感じるか，瞑想のその他の側面，たとえば呼吸に集中するかを決めることができます。

注意を意図と調和させること

　あなたが会議に参加しているとします。あなたは話し手の話を聞くつもりですが，あなたの心は他の所へと離れていきます。もし話が退屈で精神的逃避を望んでいるのであれば，それは悪いことではありませんが，本当に関心があって注意を向けたい場合はどうでしょうか？　その場合，心がさまようことにイライラす

るかもしれません。空想を抑制する1つの方法は，注意を，**あらかじめ意図した
ことと一致させる習慣**を身につけることです。あなたは自分自身に以下のような
問いかけをすることで，これを行うことができます。

- 今，私の注意はどこにあるのか？
- 事前の意図と一致しているか？

私たちはこれを，次に述べる正式な瞑想の練習の中で深めていきます。

探究　3.2

音，呼吸，体のマインドフルネス（CD track 3；12分）

　このエクササイズでは，あなたを取り巻く環境音や，呼吸，身体感覚と
いった，いずれも今この瞬間にあなたをとどまらせるような，具体的な事柄
に注意を向けようと心に決めます。あなたが意識的に別のものを選ぶまで，
その事柄に注意を留めておく（または戻す）練習をします。こうすることで
あなたを「注意の運転席」に置き，焦点を移動させる能力を強化します。こ
のCDは瞑想を通してあなたを導き，ペースの調整をします。自分一人で実
践する場合には，以下で説明するように3分間隔のタイマーを置いておくと
よいでしょう。ベルの音で驚かないように，穏やかな，または静かなアラー
ムを選びましょう。

- 瞑想する姿勢を見つけましょう（椅子やクッションに背筋を伸ばして
座ります）。ゆっくりと歩きながらこの練習をすることもできます。
始める前に，何回か深呼吸をしてリラックスしましょう。
- **音を感じる，と目的を定めましょう。**たとえば，静かに"私は音を感
じるんだ"と自分に言い聞かます。タイマーを3分に設定します。
  - あなたの周囲の音に意識を向けましょう。もしあなたが屋内にい
れば，屋外だけでなく部屋の中の音にも気づきましょう。
  - それぞれの音に近づこうとするのではなく，それぞれの音があな
たのもとに来ることを許しましょう。つまり，それぞれの音が何
であるか，なぜその音がそこにあるのかといったことにこだわる

　　ことなく，単にその音の往来に注目しましょう。
　　　○注意がさまよっていることに気がついたときはいつでも，「さま
　　　よっている」または「空想している」と簡潔に名前を付けて，あ
　　　なたの注意を音に穏やかに戻していきます。
　　　○タイマーが鳴るまでの3分間，静かにこれを続けます。
●次に，**呼吸を感じる**，**と目的を定め**，もう一度3分に設定してタイ
　マーを作動させます。
　　　○あなたの呼吸の感覚（鼻孔，胸部，腹部）に，穏やかに注意を向
　　　けましょう。
　　　○呼吸の自然な流れを観察しましょう。
　　　○再度，注意がさまよっていることに気がついたときには，それを
　　　"さまよっている"または"空想している"と簡潔に名前を付け
　　　て，あなたの注意を呼吸へと穏やかに戻していきます。
　　　○タイマーが鳴りだすまで，これを静かに3分間ほど続けます。
●次に，**すべての身体感覚を感じる**，**と目的を定めます**。もう一度3分
　に設定してタイマーを作動させます。
　　　○体に注意をむけ，座っていることを感じましょう。シートとの接
　　　触点と，そこにある体重の感覚に気づきましょう。
　　　○内部から体を探索しましょう。どこかに圧迫感や窮屈感，かゆみ
　　　やうずき，不快感や痛みといった感覚があるかもしれません。あ
　　　なたは，動きたくなる衝動や全体的な落ち着かなさにも気づくか
　　　もしれません。好奇心を持って，今存在するすべてに気づきま
　　　しょう。
　　　○あなたは，感覚から感覚へ注意が飛ぶことに気づいたり，特に強
　　　い感覚にとらわれたりするかもしれません。
　　　○再度，あなたの注意が体の感覚から離れてさまよっていることに
　　　気づいたらいつでも，「さまよっている」または「空想している」
　　　と簡潔に名前付けし，穏やかに体に注意を戻します。
　　　○これを静かに3分間ほど続けます。
●この練習の間，座り続け，意識を高めて注意を向けていた自分自身を
　正しく評価することで瞑想を締めくくりましょう。

Q：私はただ一つのことに集中することは難しいと思います。私は扇
風機が出す雑音を聞き，自分の呼吸に気づき，足の痒みを感じること
を，すべて同時にできるのではないかと思います。まるで，私の注意
がさまざまなチャンネルを同時に持っているかのようです。

　もしもそれがあなたの経験であれば，前景の**気づき**と**背景**の気づきについ
て検討することを推奨します。音に集中することを選択した場合は，気づき
の前景では音を保持する練習をし，その他のものについては背景に流れ込む
ままにしておきます。呼吸などの音以外のものに集中するときには，音は背
景に流れ込ませます。

日常生活におけるステップ３：マインドフルネスの３つの錨(いかり)

　マインドフルネスの主要な３つの錨である音，呼吸，身体感覚について考えて
みましょう。あなたがいる場所やしていることにかかわらず，ほんの数秒間でさ
え，マインドフルネスの錨のうちの１つ，またはすべてに，簡単に注意を向ける
ことができます。環境の中には何らかの音が存在していますし（あるいは静寂に
気づくこともできます），あなたの呼吸と体はいつでも利用することができます。

現在にとどまるための３つの錨：音，呼吸，体

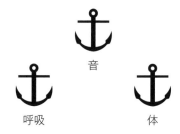

音

呼吸　　　　　　　体

探究　3.3

ストップ（STOP）練習

　以下のストップ（STOP）エクササイズは，日常生活でのマインドフルネ

スの練習に役立つもう一つの方法です。あなたがどこにいても，今この瞬間
により気づけるよう，STOP を活用することができます。

S（Stop）＝止まる（すなわち一瞬立ち止まる）
T（Take a breath and relax）＝一息ついてリラックス
O（Observe）＝今この瞬間を観察する
　　　○ どんな音に気づくのだろう？
　　　○ 今現在の呼吸はどうなっているだろう？
　　　○ 今現在の体はどのように感じているだろう？
P（Proceed）＝続ける
　　　○ STOP の前に自分の注意はどこにあったのだろう，それは自分の
　　　　意図と一致していただろうか？
　　　○ していることを続けるか，あるいは何か他のことをするか？

試してみましょう。
- 立ち止まって，深呼吸をしてリラックスします。数秒間，あなたの周りの音を感じましょう。
- 次に，好奇心をもって呼吸を気づきましょう。呼吸が浅いと感じたら，より深く，腹式呼吸をします。
- 注意を体に移し，自分の体がどのように感じているかに気づきましょう。あなたは体全体のエネルギーに気づくでしょうか，それとも疲労に気づくでしょうか？　その他の感覚はあるでしょうか？　もし緊張している部位に気づいたときには，体をリラックスさせる練習をしましょう。
- さあ，STOP の直前にやっていたことを思い出してみましょう。あなたの心はさまよっていたり，注意散漫だったりしていなかったでしょうか？　もしそうであれば，あらためてあなたの目的に焦点を当てましょう。

　STOP は，マインドフルな視点を作動させる手段として利用できる汎用性の高い練習法です。ここでは，3 つの錨と関連させ，それらを観察するためにこの練習法を使用します。後のステップで，私たちはこの練習法を発展させて，段階的に，思考や感情，行動の観察を含めていく予定です。

視覚的なリマインダーとしての STOP

　ルーシーはボーッとしてしまうのを止めたいと思い，1 日を通して音や呼吸，身体感覚に気づく STOP 実践を活用することに決めました。彼女は一度に錨のうちの一つに焦点を当てるときもあれば，注意を錨の間でダンスさせようとしたときもありました。彼女は STOP と書いたサインを寝室や浴室，リビングに貼り付けました。毎晩寝る前，ルーシーはしばらくの間お腹の上に手を置きながら呼吸に気づくことを忘れずに行いました。この練習は，彼女が眠りにつくためのきっかけにもなりました。

　バスルームの STOP のサインは，ルーシーが自動操縦状態で歯を磨いたり，顔を洗ったり，シャワーを浴びたりするのではなく，それらの感覚や音に注意を払う手がかりとなりました。

　リビングでは，ルーシーは努めてときどき雑音に聞き入ることにしました。外部からの騒音は，彼女に短時間の STOP の練習のための十分な機会をもたらしました。この短い練習をすることで，ルーシーは自分自身と自分が行っていることのすべてとの，より強固な繋がりを実感できることに気がつきました。

　あるとき彼女が雑誌を読むことに夢中になっていると，ある音が彼女の注意を引き，マインドフルネスの練習を思い出しました。彼女は読書をやめたくないという気持ちを感じていましたが，STOP の練習をするために一旦読書をやめることにしました。数秒間，彼女は聞こえてくる音を最大限の気づきをもって聞き入りました。それによって，読書への過剰なとらわれが弱まり，支払いをして外へ出るつもりだったことに気づきました。彼女は雑誌を置き，これらの作業に取り掛かりました。

実践のために推奨されるリマインダー

　自宅や職場に次のようなサインを掲示します。

- 注意と意図のチェックイン
- 3 つの錨：音，呼吸，体
- STOP（止まる，一息つく，観察する，続ける）

早わかりステップ 3

正式な実践

- 毎日 10 分間の音 – 呼吸 – 体についての瞑想をしましょう（座りながらの瞑想や歩きながらの瞑想）。

日々の生活におけるマインドフルな気づき

- マインドフルに音楽を聴きましょう。
- STOP を練習しましょう。
- 音，呼吸，体の感覚が高まっているときを探しましょう。たとえば，次のようなときです。
  - 運動後の呼吸と体に注目しましょう。
  - 自然の中を散策し，周囲の音に気づきましょう。歩行中の呼吸と体に気づきましょう。

STEP 4　体の声を聴こう

身体感覚や動作に対するマインドフルネス

　ジャックは落ち着かなくなることがよくあります。小学生のときには，他の子どもよりも頻繁に席を離れたり，走り回ったりして，教師からよく叱られていました。大人になって，彼は落ち着きがなく，動き続けていないといられない神経質なエネルギーを強く感じています。彼によると，仕事の会議で座り続けることは「終わりなき拷問」のように感じるとのことで，彼は落ち着かなさを和らげるために仕事中頻繁に休憩をとっています。

　ADHD をもつ成人は，しばしばその人の体と複雑に関係しています。欲求不満やネグレクトと関係していることもよくあります。多動型の人は，自分の落ち着かなさにイライラし，それを発散する方法を探していることがあります。不注意型の人は，エネルギーが不足していることや不活発であることに対してイライラを感じることがあります。不器用さを何とかしたいと苦しんでいる人もいます。ADHD をもつ成人の多くは衝動的であったり，注意が散漫であったり，過度に物事にかかわりすぎる結果，食事や睡眠を取ったり医者の定期診断に行くといった基本的なセルフケアをしなくなります。なかには，無謀な身体活動や嗜癖のために，自分の体を酷使してしまう人もいます。

　本ステップでは，身体感覚と動きへのマインドフルネスを探究して，体との興味深く優しい関係性を発展させていくことに焦点を当てていきます。あなたは，自分の体の声を聞くことや，落ち着かなさやエネルギーのなさ，筋肉の緊張や痛みといった困難な感覚に働きかけることを学ぶでしょう。身体に対するマインドフルネスは Step 5 や 6（困難な思考や感情を扱うこと）へ道を開くことにもなるでしょう。

体の声を聴くことを学ぶ

　メアリーはいつも慌ただしそうにしています。彼女の日常はいくつもの細かいことをすることに費やされ，時間が使い果たされていきます。彼女は，たとえ多

くのことに圧倒されていても，新しいことを引き受け続けてしまいます。彼女がセラピーのために私のオフィスにつくと，私はまず，彼女にただ静かに座って自分の呼吸を感じるように伝えます。数分経つと，彼女はため息をついて，「私とっても疲れています」と言うのです。たとえこのような短い小休止であっても，ゆっくり落ち着くことで，彼女は自分がどれだけ疲弊しているか気がつきます。私が「あなたの体はあなたに何て言っている？」と尋ねると，「私は本当に休むことが必要です。私はいろいろやりすぎています」と悲しそうに言うのです。彼女の体は彼女に向けてメッセージを送っていましたが，彼女の慌ただしさの中でそのメッセージはどこかへ行ってしまいます。メアリーは十分な注意を自分の体に向け，自分自身のケアをし始める必要がありました。そうでなければ，慢性的なストレスの問題が生じる危険がありました。

　日々要求されること，そして数多くの気をそらすもの——新しいプロジェクト，アポイントメント，インターネットや他の人々など——に駆り立てられ，メアリーのような ADHD をもつ成人は自分の内側で起こっていることに気がつけないことがよくあります。疲労や痛み，緊張のような体からのシグナルは隅に追いやられます。しかし，体に十分な注意を向けることさえ学べば，体は私たちに重要なメッセージを発してくれます。

　体は深い自己認識の情報源です。私たちが意識して何かを十分に自覚する前に，私たちの体は何らかの方法でその何かをすでに受け取り，表現しています。体からのメッセージは，悲しい記念日の前の日に感じるような内面の落ち着かなさや，仕事に行くときの胃のキリキリした感じといった形をとるかもしれません。またそれは，デートに行く前のワクワクするエネルギーや，得意なことをしているときの気楽さといった形をとることもあります。

　身体感覚に焦点を当てたマインドフルネスを使うことによって，価値のある，そして癒しとなるメッセージを手にすることができます。このように，マインドフルネスによって私たちの心と体が連携，交流し，十分に統合された生活を送ることができるようになります。

十分な注意を向けるだけで，体はしばしば私たちに重要なメッセージを伝えます。

探究 4.1

ボディースキャン（CD track 4；12分）

　ボディースキャンは，心，体，気持ちを調整するのに有力な方法です。このマインドフルネス練習では，体の異なる部分に連続的に注目を向け，どのようなものであってもそこに存在する感覚に気づくことによって，体の声を聴いていきます[1]。

　典型的なボディースキャンでは，体全体が"スキャン"されるまで，頭からつま先までゆっくりと注意を移動させていきます。格子パターンで特定の断面に分けた体をイメージするとよいかもしれません。前−後，左−右，上−下。あなたはこれら区画を，自分の心地よい順番でスキャンすればよいのです。

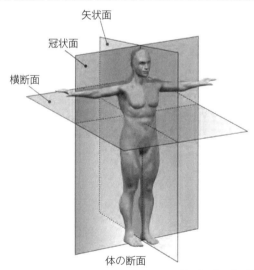

矢状面
冠状面
横断面
体の断面

Illustration by YASSINE MRABET

　ボディースキャンは，私たちが背中を下にして横になっていても，あるいは座っていてもできますが，横になっているときに感じられる重力による下向きの力を体験することにより体がリラックスし，またいろいろな感覚に容易に気づけるようになります。しかし横になってボディースキャンを行っていると，眠らずに起きたままでいるのが難しかったり，この姿勢では心がさ

まよいやすいということに気づくかもしれません（実際に，睡眠に問題を抱えている人の中には，ベッドに横になってボディースキャンをすることは眠りにつく助けになると気づく人もいます）。しかし，もしあなたが，日々の生活の中で体に気づいたりリラックスさせることを身につけるつもりならば，きちんと座るか，完全に目が覚めた状態で横になって練習を行うのがベストです。CD track 4 では，ボディースキャンの方法を案内しています。以下がその順序です。

- まっすぐに座るか，背中を下にして横になるかして，あなたの姿勢をみつけましょう。心地よいとか支えられていると感じるように，枕やブランケットを使いましょう（たとえば，枕を頭や首，ひざの下に置きます）。
- 何回か深呼吸をして体をリラックスさせましょう。目を閉じるか，半分閉じて一点を見つめましょう。
- 注意を，懐中電灯のようにイメージします。そして体のそれぞれの部分に光を当てるように，注意を向けていきます。

頭頂部，前頭部

- 頭頂部に焦点を当てることから始めましょう。そこに何か感覚を感じますか？　たとえばかゆみや振動，締め付けられる感じがありませんか。もしかしたらまったく何も感覚がないかもしれません。気づいたことは何でも，心の中で名前を付けてみましょう。たとえば「うずき」のように。
- 注意を額へ移動させましょう。何か感覚があるかどうか確かめるために立ち止まりましょう。そして緊張している部分はリラックスさせましょう。
- 注意を目に移動させ，リラックスさせましょう。
- 顔の下の方に移動していき，頬や鼻に気づくようにしましょう。鼻孔に空気が出入りするわずかな感覚があるかもしれません。
- 口とあごに注意を向けましょう。その周りの筋肉を緩めましょう。
- あご先と喉の前側に気づき，必要があればそれらの部分をリラックスさせましょう。

後頭部

- 頭や首の後方に注意を動かして，そこに何か感覚があるか気づきましょう。
- 何か固まっている感じや緊張している感じがあれば，首をリラックスさせましょう。

右肩と腕

- 注意を右肩に移しましょう。そこに何か感じるものはありますか？肩の前方と後方をスキャンしましょう。何か緊張していれば肩をリラックスさせましょう。
- 右上腕部に注意を移動していきましょう。少しの間探ってみましょう。
- 肘の周りの感覚に気づきましょう。
- 注意を腕の下の方，それから手首，そして手に移しましょう。
- 5本の指すべてを感じましょう。5本の指をかすかに伸ばしたり，動かしたりして感覚に気づきましょう。

スキャンしていると，耐えられなさを感じたり，先を急ぎたくなったり，他の考えが浮かんでくることに気がつくでしょう。それらに名前を付けましょう。たとえば「耐えられない感じ」というように。その後，またじっくり探究することに戻りましょう。こういった方法で，耐える訓練もしているのです。

左肩と腕

- ゆっくりとこれまでの流れを今度は左肩と腕に繰り返しましょう。あなたがやっていることを腕の上部から肘と下げていき，そして手首，左手という順番で行っていきましょう。

背中

- 注意を背中の上部に移し，何か感覚がないかスキャンしましょう。もし横になっているのなら，あなたが横になっているもの（床やベッド）との接触点や押される感じに気づくかもしれません。
- 背中の上部から背骨を伝って背中の下部をスキャンしましょう。そこ

に何があるか感じましょう，そして緊張を感じる部分をリラックスさせましょう。

胸部

- 注意を胸部に移してそこにある感覚を感じましょう。呼吸の循環に応じてわずかに上下する動きがあるかもしれません。
- 胸部をリラックスさせましょう。

腹部と腰回り

- 腹部と，自分の呼吸にともなう動きに気づきましょう。
- お尻と両側の脇腹を感じ，骨盤部分の中の感覚に気づきましょう。
- お尻をリラックスさせましょう。

右足

- 次に右足に注意を移して，太ももの前方，後方に気づきましょう。
- 膝に移動しましょう。膝の中や周辺の感覚に気づきましょう。
- 次にふくらはぎ，それから足首に注意を移動させましょう。
- 足と5本の指すべてに気づきましょう。もし指の感覚がなければ，感覚がないことを意識しましょう。足指を小刻みに動かすと，それに気づくことができます。

左足

- これまでの流れを，左太ももから始めて膝に向けて下ろしていき，それからふくらはぎや足に向かって繰り返しましょう。

全身

- 左足が終われば，意識を広げて体全体を含めるようにしましょう。あなたにとって何か目立つ体の部分や感覚はありますか？　この瞬間にどのように感じるかに気づきましょう。

ボディースキャンのアドバイス

1. 頭から始めてつまさきに向けて作業を行っていっても，またその逆でもかまいません。実際にはどこから始めてもよく，毎回同じ流れであって

　も，その時々によって変えて新たなものにしてもいいでしょう。

2. 「アクティブボディースキャン」という別の形もあります。アクティブボディースキャンでは，身体のほとんどの部分をわずかに動かしながらスキャンしていきます。このような体の動きは，体の感覚に気づく助けになります（上の例では5本の指を感じるときにこれを行いました）。たとえば，唇を感じるために，口をすぼめたり笑ったりすることができます。もしくは肩や腕，手首の感覚を観察する際に，その部分を優しく回してもいいでしょう。

3. スキャンする際，体のそれぞれの部分をリラックスさせるのが難しければ，「漸進的筋弛緩法」と呼ばれる類似の技法が役にたちます。この技法ではまず観察する部分の左右両側を緊張させ（たとえば，両手でこぶしを握ったり，両ふくらはぎを緊張させたりします），それからはっきりとしたリラックス感覚を得るために，緊張させた部分を緩めます。

4. また，自分の注意が，体に優しく触れるような，愛情に満ちたものであるとイメージするのもいいでしょう。スキャン中どこに注意を置いても，感覚に気づくことに加えて，自分自身と自分の体を労わるという意思をその部分に注ぎ込みましょう。

5. 体のそれぞれの部分に注目する際に，あたかも新鮮な空気を体の隅々に送っているかのように，体に息を吹き込んでいるとイメージしてもよいでしょう。吹き込まれた空気がそれぞれの部分をリラックスさせ，広げ，ストレスを解放するとイメージしてみましょう。

日常生活の中でのボディースキャン

　ケリーは大学院生で，2週間後に論文の締め切りを控えています。彼女は毎朝3時間休まず論文に取り組む計画を立てました。しかしある朝叔母から，叔父が病気であると知らせる電話がきました。そして叔母は治療に関する情報を探してほしいとケリーに頼みました。彼女は助けになりたいと思いましたが，同時に彼女が立てた計画から離れてしまうことに対して心の内の緊張を感じました。

　2時間後にやっと論文に再び取り掛かったときには，彼女は集中することができませんでした。彼女は締め切りや，今朝の予想外の遅れにストレスを感じました。胃が締め付けられ，体の中がざわざわするように感じて，集中

できませんでした。彼女は静かに座って数分時間をとり，ボディースキャン
をすることに決めました。ボディースキャンを行うなかで気づいたことに対
して，「首のこり」「ざわざわする感じ」「落ち着かない感じ」「呼吸が速い」
というように名前を付けました。緊張に気づいたときには，深呼吸をして
「そこに空気を巡らせてリラックスさせる」とイメージしました。しばらく
すると，一種の倦怠感とともにリラックスしている感じが生まれ，身体の固
さが和らいでいることに気づきました。彼女はさらに落ち着いて論文を書き
始められるようになるまで，座って体に注目を向け続けました。

ADHDと不器用さ

　子ども時代リリーは「ぶきっちょ」でした。子どもの頃何度も飲み物をこぼし
ていましたが，かつて朝食のときにジュースを倒し，非常にきまりが悪くて何時
間も庭に隠れたことを覚えています。大人になっても彼女は不器用で，よく人に
ぶつかります。彼女の夫は，彼女は空間の感覚や協調運動のスキルが不調である
ことに気がついていました。一緒に歩いていると，彼女は夫の方に傾きがちなの
です。キッチンで一緒に作業しているときに，彼は，彼女があとずさりして何か
熱いものにぶつからないか，開いた棚の扉に頭をぶつけないか心配しています。
　はじめ夫がリリーの協調運動スキルの問題について話したとき，彼女はそのこ
とに対して防衛的でした。彼女は不器用だと感じるのが嫌だったのです。しかし
時間と共に彼女はきまり悪さや自己批判する態度から距離を取ることができるよ
うになりました。そして好奇心を持って，批判的ではない態度で自分の動作を観
察するようになりました。彼女は自分の体について気づくようになり，不器用さ
を修正できるようになりました。たとえば，飲み物をこぼして友達にそれがか
かってしまう前に気づけるようになりました。重要なのは彼女が自分自身を思い
やれるようになり，不器用のために何かにつまずいたりひっくり返したりしたと
きにユーモアで反応できるようになったことでした。
　ADHDの場合，協調運動や不器用さが問題となることがあります。確かに反
応が遅かったり，動作を適切なタイミングで行うことが難しかったりするのは，
ADHDをもたない人に比べADHDをもつ子どもや青年に多くみられるようです[2]。
ADHDをもつ人の神経画像的研究では，動作やタイミングに関わる脳領域に異
常があることが示されています[3]。
　この知識と以下のエクササイズによって，あなたは，自分自身のバランス感覚

や協調運動スキルに対して批判的ではない態度を取ったり好奇心を持ったりすることができるようになるでしょう。

探究　4.2

マインドフルな動作

　このエクササイズによって，ゆっくりとわずかな動きを通して，自分のボディーバランスについての気づきを得ることができるようになるでしょう。

- 両足を少し開いて立ちましょう。完全に静止して立つことができているか確かめましょう。
- しばしば自然にわずかに体が揺れます。少し時間を取ってそれを感じましょう。
- 自分の重心がどこにあるか感じてみましょう。見つけやすいように，左から右，前から後ろに動きましょう。
- バランスを失わないようにしながら，中心から離れて体を大げさに揺らしてみましょう。揺れが止まる場所に気づくと，体が中心に戻り始めます。
- 中心に戻り，両腕を体の両側にぶら下げるようにしましょう。
- 目を閉じて腕の位置を感じましょう。肩，それから頭を回しましょう。動く感覚に気づきましょう。
- 目を開けて片足で立ちましょう。体がどのように重心を調節するか感じましょう。倒れそうなことや揺れていることに気づきましょう。
- 再び両足を地面につけて好きなように伸ばしたり曲げたりしましょう。伸びる感じや回転，そして体の感覚を感じましょう。たとえば，
  - 空に届くかのように腕を伸ばします
  - 左右に腕を振ります
  - 前屈してつまさきに触れます
  - 横に体を曲げます
  - 知っているヨガのポーズをとります

探究　4.3

マインドフルウォーキング（CD track 5 ; 5分）

　歩く瞑想は，伝統的なマインドフルネスの練習法です。実際のところ，マインドフルネス瞑想の合宿などでは，座る瞑想と歩きながらの瞑想を交互に行うことがよくあります。ここでは，足を動かす感覚に焦点を当てた典型的な歩く瞑想を説明します。この瞑想法は，靴を履いてでも素足でも行うことができます（素足の方が感覚ははっきりとします）。

- 足をそろえて立ち，目を開けましょう。
- ゆっくりと片足を上げ，歩き始めましょう。
- 動作について「上げる・置く」のように名前を付けても，名前を付けずに単純に動作を観察してもよいでしょう。
- 歩きながら，足が地面に触れる感覚，特に母指球の位置や，母指球に感じる体重の変化に気づきましょう。
- 心がさまよったときには，おだやかに注意を足に戻しましょう。意図に戻ることで，注意の訓練をしていることを思い出しましょう。
- どこかで一歩か二歩後ろに戻ってみて，どのように感じるか気づきましょう。

マインドフルウォーキングのアドバイス

　歩きながらの瞑想の伝統的な練習は，普段歩くときよりもずっとゆっくりしたペースで行います。これを行うと，最初は不自然に感じ，バランスを失うことがあるかもしれません。歩きながら生じることには何でも，ただ気づきましょう。これをゆっくりと続けます。あるいは，普段の歩くペースやさらに速いペースで行うこともできます。速いペースで行う場合は，足の感覚の代わりに，脚全体や腕の動きに気づくようにします。歩いているうちに段々とペースを落とし，足に焦点を絞っていってもよいでしょう。

　生活の他の場面で行動する能力を強化するために，歩く瞑想を心のつぶやきや想像力と結合させることができます。たとえば，足を前に出し地につけることは，積極的で新しいことに参入したり始めたりすることを象徴してい

るとイメージすることができます。もし，あなたが課題を始めるのに困難を
感じているなら，この方法は良い練習となるでしょう。

　あるいは，母指球が前に向かって移動することに焦点を当てる代わりに，
かかとが地面から離れていくことに焦点を当てることもできます。かかとが
地面から離れていくことは，ものごとを置き去ることを象徴しているとイ
メージできます。変化や手放すことに困難を感じているなら，この方法が良
い練習になるかもしれません。

　　マインドフルネスの練習は，本質的に柔軟で創造的です。あなたが行っ
　ていることをマインドフルネスを行っていることとして気づいている限
　り，あなたはマインドフルネスの練習をしているのです。

心と体の結びつきは双方向的なものである

　忙しさと圧倒される感じのために，メアリーは日々緊張状態をつのらせていま
した。彼女は，心配事があるとよく眉をひそめていたので，いますぐ心配すべ
きことがないときでさえ眉間に深い皺が刻まれていました。ある夜，彼女がディ
ナーに出かけた際，彼女の友達がメアリーにそのことを指摘し，「まぁ，あなた
とっても緊張して疲れてるみたいね」と言いました。

　自分の表情に十分気づいていなかったので，彼女は驚きました。しかし友人の
指摘の後，メアリーは一日中自分の表情を確認することにしました。運転中は赤
信号のときに車の鏡を使って定期的に自分の表情を確認しました。緊張している
ように見えたときは，額やあごをリラックスさせました。ほどなく彼女は，表情
を変えることは，しばしば深呼吸を促し，体の他の部分のリラクゼーションにも
つながるということに気がつきました。

　体や表情，姿勢はしばしば，私たちが内側でどのように感じているかというこ
とを映し出します。悲しいと，顔はがっかりした表情になり，肩は垂れ下がるか
もしれません。体全体では，エネルギーが少ないことや意気消沈していることを
映し出すかもしれません。私たちはこのことを直感的に知っていて，しばしば表
情と体が何を伝えているかを手がかりに他の人の感情を読み取っています。しか
し私たちはこの結びつきが双方向的なものであるということに常に気づいている
とは限りません。一度このことを理解してしまえば，この繋がりを活用すること

ができるのです。意図的に表情や体の姿勢を変えることで，感じ方や考え方を変えたり形づくったりすることができるのです。

　たとえば，セラピーを受けている患者さんが積極的にはっきり話すことを学びたいと希望した場合，私はしばしば患者さんに，話す前にまっすぐな姿勢で座ってほしいと言います。こうした姿勢の変化は，カウチに前かがみになって座る場合よりも，力強く言葉を発するのに役立ちます。特定の心身の状態になるために体を変化させることは，身体心理療法や俳優養成所，座位瞑想法で用いられています。瞑想法においては，正しい姿勢（たいてい，まっすぐでリラックスした姿勢）が心や感情の処理だけでなく，敏捷性を高める方法としても強調されています。

　Colombia 大学の Dana Carney 教授による興味深い研究は，姿勢の変化が，パワー（テストステロン）やストレス（コルチゾール）のホルモンのレベル，行動や主観的感情に有意な影響を与えることを明らかにしました[4]。この研究では，研究協力者の半分には権力の強い人の姿勢，残りの協力者には権力の弱い人の姿勢をとるように伝えられました。権力の強い人の姿勢とは，会社の会議で上級管理職がみせるような姿勢，たとえば足を広げて机のそばに立って見下ろす，足をテーブルの上に置いて椅子にふんぞり返る，首の後ろで指を組み肘を外に向ける，といったものです。権力の弱い人の姿勢とは，従属的で弱気な従業員がみせるだろうと思われる姿勢，たとえばまるで「小さくなった」ように，腕を体にくっつけて，委縮し閉鎖的な状態で立ったり座ったりする，といったものです。この研究では，たとえ1分でも権力の強い人の姿勢をとると，テストステロンの水準を上昇させてコルチゾールを下げ，また力強く「責任がある」という内的な主観的感情を増加させることが明らかになりました。そのような協力者は，ギャンブル課題でもリスクをとる傾向がみられました。権力の弱い人の姿勢でいることは，反対の効果を生み出しました。

　ここではポジティブな方に心をシフトさせるためにあなたの体が取り組むべきいくつかの方法を紹介します。

探究　4.4

振動して踊る瞑想

　振動する瞑想は，活動的な瞑想の一例です。この練習法はクンダリーニヨガから由来していて，振動すること，踊ること，じっと立ったり座ったりす

ること，横になることの4つの連続する一連の流れから構成されています。
この一連の流れは一般的に10分から15分の長さですが，ここでは，心と体
の医療センターのJames Gordon先生が使っているものを修正した短縮バー
ジョンを紹介します[5]。このエクササイズは最初ばかばかしく思えるかもし
れませんが，心を開いてどのように感じるかみてみましょう。これは体のエ
ネルギーを高めるのと同様に，ストレスや落ち着かなさを解放するのにも役
立つ方法です。もしあなたが親なら，余暇活動として子どもと一緒に行って
みましょう。

準備

- 好きなCDかプレイリストを作ってください。以下のことが必要です。
  - 瞑想の準備ができるように，最初の1，2分は無音にします。
  - 体を揺さぶることのできるような，駆動的でリズミカルな音楽を
    5分。
  - あなたが動きたくなったり踊りたくなったりするような音楽を3
    分～5分。

開始

- 足を肩幅に開いてひざをわずかに曲げましょう。
- 肩や首をリラックスさせて深呼吸を何回かしましょう。目は閉じたま
  まか，わずかに開けておきましょう。

振動する

- 音楽が始まったら，体全体を振動させ始めましょう。エネルギーが足
  から肩や頭に向かって上がってくるのを感じましょう。
- 心を解き放って，自分自身の振動に身を任せる練習をしましょう。疲
  れたり退屈に思ったりしても，このパートの音楽が終わるまで続けま
  しょう。
- 音楽が止まったら，自分の呼吸や，身体の感覚に気づきましょう。

踊る

- ダンス用の音楽が始まったら，体の赴くままに動かしましょう。
- 自由に，自発的に動きましょう。ばかばかしい，恥ずかしいと感じた

ら，そのことに気づき，動き続けましょう。

立つ・座る・横になる
- 音楽が止まったら，静かに立つか座るか横になるかしましょう。
- リラックスしながら呼吸や体に気づきましょう。

心と体の結びつきを活用する他の方法
"ソフトスマイル" を練習する

これを読みながら，口角を上げて小さく優しく微笑んでみましょう。あごに慢性的な緊張を抱えているなら，上の歯と下の歯の間に隙間があることを確認してから微笑んでみましょう。体の中でどのように感じるかについて，これに反応して何か小さな変化があるかどうか感じましょう。このような微笑みは体の他の部分にリラックスする信号を送るため，付随して内的な微笑みや明るい気分になるというようなことがしばしばあるかもしれません。ソフトスマイルを（たった数秒でも）一日を通して練習してみましょう。そうするとあなたの外見全体が変化するかもしれません。

有酸素運動を行う

有酸素活動によって，呼吸や体のエネルギーを変化させ，集中力や思考，気分を改善することができます。課題や問題で行き詰っているときは，何か身体的活動をするために休憩をとりましょう。これはジムに行くことや建物のまわりを散歩することかもしれませんし，部屋の中で簡単にストレッチをしたりジャンピングジャックをしたりすることかもしれません。それから再び課題に取り掛かりましょう。モチベーションが上がったことに気がつくかもしれませんし，課題に対処するための新たな洞察に気づくかもしれません。

マッサージを受ける（もしくは筋肉の深いリラクゼーションになるような他の活動）

マッサージは，緊張した体の状態を非常にリラックスした状態にすばやく変えることができます。もしマッサージを受けたことがないのなら，受けに行き（もしくは友人やパートナーにやってもらい），意識が高まった状態での体と心の状態の変化に気づきましょう。筋肉をリラックスさせるのに役立つ他の活動には，ヨガや温かいお風呂に入ること，サウナに入るといったことがあります。

こういったリラックス状態になるための他の方法を思いつくことができますか？

学びを増強するために体を使う

　学習の仕方はさまざまで，人によって好きな方法があります。主なタイプは以下のとおりです。

1. 視覚的（見ることで，最もよく学ぶことができます）
2. 聴覚的（聞くことで，最もよく学ぶことができます）
3. 読み書き（文字通り，読んだり書いたりすることで，最もよく学ぶことができます）
4. 運動感覚的または触覚的（行動することで，最もよく学ぶことができます）

　ADHD をもつ子どもや成人の多くは，視覚的で運動感覚的な学習方法を好むといいます。あなたもそうだとすれば，外から情報を得て，その学習過程に体を使うことが非常に役立つでしょう。ある事柄について勉強するときには，身体を通じて情報と関わる，また，手を使うことを促進する学習支援を行いましょう。情報を書いたり描いたり，フラッシュカードを作ったり，模型を作ったりしましょう。

　新しい生活スキルを身に付けるときには，感情や態度を教え込むためにイメージと一緒に体の動きを使いましょう。たとえば，もしあなたがもっとアサーティブになる必要があるなら，自分が苦手なある人とアサーティブに会話をすることをイメージしましょう。まっすぐな姿勢で立ったり座ったりして，腕を動かし断固として「いいえ」というジェスチャーをとる練習をしましょう。これらの動きは，体の中にあるアサーティブなエネルギーを活用するのに役立つでしょう。

　一方で，もしあなたが会話の中で他の人の意見に自動的に反対してしまう傾向があるのなら（これはしばしば ADHD と，反抗的／挑発的特徴をもった成人のケースです），寛容な心構えで，言い返さずに他者と話をしているところを心に思い浮かべてみましょう。手のひらを開いた受容的な状態にして，イメージを強化しましょう。

つらい体の感覚に取り組む：痛みと落ち着かなさ

　ADHD をもつ成人は，落ち着かなさについて，非常に不快で，ほぼ間違いなく心底取り除きたいつらい感覚だということがよくあります。ここでは，実際の身体的痛みや顕著な落ち着かなさといった困難な身体感覚に働きかけるマインドフルの方法を探索します。

　マインドフルネスにおいては，**痛みは避けられないが，苦しみは選ぶことができる**とよく言われます。

　これは，私たちは痛み（もしくは ADHD における落ち着かなさといった不快感）を常に避けることができるわけではないが，関連する苦しみは制限することができるということを意味します。不快感への態度や関係の取り方によって，自分の体験に大きな差が生まれます。たとえば，現在生じている苦しみの多くは以下の1つ以上のことから生じています。

- 不快感に対してネガティブな反応（不安，恐怖，怒り）を持つこと。
- 不快感に抵抗したり，物事が変わってほしいと思ったりすること（例：常に忙しくする，存在しないかもしれないのに何としてでも理由を探す，他者を責める）。
- 不快感に関する過剰な同一視（具体例：「**私の痛み**」と「**膝の痛み**」，「**私は落ち着かない**」と「**落ち着かなさに気づく**」）。
- 不快感について物語をつくること（具体例：「この不快感はなくならないだろう」「私は無力だ」）。

　マインドフルネスを用いて，反応しないで不快感を受け入れて吟味する方法を取ることによって，苦しみを小さくできる可能性があります。以下の話は，それがどのようなものかを示しています。

身体的痛みへのマインドフルネス

　ジョンは頭痛とともに目を覚ましました。仕事がずっとストレスで，首や肩が非常に緊張していました。彼は頭痛に悩まされ，その痛みを取り除こうといくつかの市販の鎮痛薬を飲んでいました。薬によって痛みは和らぐのですが，不快感は一日中つきまとっていました。ジョンは次第にイライラして，痛みがなくなってほしいと切望しました。こういった感情のために，彼の首はさらに緊張し，痛みが強まりました。彼はいらだって，内科医である友人のロバートに連絡しました。ロバートは，マインドフルネスストレス低減法（MBSR）の講習を受けている最中でした。そこで，彼はジョンとマインドフルネスに取り組むことに決めました。その流れを次に示します。

ロバート：痛みに働きかけるのに，マインドフルネスを用いるのはどうだい？

ジョン：いいよ，何をするんだい？

ロバート：まず，痛みと闘うのではなく，その痛みを受け入れられるかやってみよう。痛みを好きになる必要はないんだ，単に，焦って痛みをどこかへ押しやるのでもない。代わりに，痛みに興味を向けるんだ。単なる体の感覚として痛みを探索できるかどうかやってみよう。

ジョン：なるほど，だけどうーん，僕の痛みはひどいんだ……。

ロバート：痛みを「僕の痛み」と表現せずに，もっと個人的ではない表現で表せないか考えてみよう。痛みをもっと感覚として表現するんだ。たとえば，「鋭い感じがある」とか「ずきずきする感覚がある」とか。

ジョン：うーん，額のあたりに変わらずある圧迫感。

ロバート：境界線はどこ？　額全体なのか，ある一部分だけなのか，他の部分もなのか？

ジョン：だいたい，額からこめかみの間まで広がっているよ。

ロバート：痛みは変化している？　それとも同じまま？

ジョン：よかったり悪かったりで脈打つ感じかな。

ロバート：他になにかある？

ジョン：うーん，痛みに注意を向けていたら，痛みがもっとひどくなったようだよ。痛みがずっとなくならないと思うと怖いよ。

ロバート：そういうことは時々起こることがあるんだ。まず，怖いという考えは，単に一つの思考だということに気づこう。それから君の注意を，呼吸や手のひらとか，心地よい場所に移すんだ。しばらくそこに集中して，リラックスする。

　ジョンはしばらくの間，自分の呼吸に注意を向けた。

ジョン：少しよくなったよ。

ロバート：いいねえ。準備ができたらまた痛みがする部分に注意を戻して，しばらくの間感覚や思考，感情に気づくんだ。すごくつらいと感じ始めたらまた，注意を呼吸に戻そう。

　ロバートがこのマインドフルネス痛み低減法を通してジョンを導いていく中で，ジョンは，痛みが段々と弱まっていくことに気づきました。彼は落ち着いた感じがしてきて，不快感自体も減っていきました。

探究　4.5

落ち着かなさに働きかける

　上記の例では，ロバートが身体的な痛みにマインドフル的な注意をどのように用いるかを示しました。落ち着かなさに取り組むときもほとんど同じです。(1) 受容と好奇心をもって不快感に注意を向けます。(2) 呼吸や手のひら，環境音のような，中立的でより心地よく感じるところに注意を向けます。この行きつ戻りつの動きは，私たちが新しい，癒しの方法で不快感と共にいることの助けとなり得ます。

　次に落ち着かなさに気づいたときは，以下の方法を試してみましょう。

- 落ち着かないという感覚に興味を持ちましょう。落ち着かなさを吟味できるものとみなして，マインドフルネスを用いて観察しましょう。
- 異なる感覚に気づいて，心の中で表現しましょう。「私の」や「私は」ではなく，中立的な言葉を使いましょう（具体例：うなるようなエネルギー，うずく感じ，動きたい衝動）。
- これを探究しているとき，たとえば「耐えられない」というような，何か思考や感情が存在しているのに気づきますか？　働きかけることはせずに，観察できる現象として気づきましょう。
- 落ち着かないという感覚について探索した後，呼吸や音のような中立的で安全なところに注意を向けましょう。あなたにとって必要なだけ，呼吸や音に注意を向けましょう。それから再び好奇心を持って，落ち着かないという感覚に注目しましょう。

落ち着かなさに働きかける際のヒント

　落ち着かないという感覚に耐えられないようなら，感覚を吟味する際，自分に優しく，思いやりのある態度をとってみるとよいでしょう。たとえば，「私はADHDのために落ち着かなさに耐えられない，ということを知っている」や「ADHDのためにこの会議で座っていることは困難だ」ということを自分に言い聞かせるのです。また，思いやりを持って落ち着かない感覚に息を吹き込みそれを維持するイメージをもってみるのもよいでしょう。

　落ち着かないという主観的感情を手放す機会がないか探してみましょう。体

（と心）がそのように感じるかに気づきながら，マインドフルネスを使ってこういった方法を練習してみましょう。たとえば，

- 短い散歩に出かけて，その間やその後，落ち着かなさがどのように感じられるか気づきます。
- いたずら書きや他のマインドフルネスの気そらし（意図的に自分自身から注意をそらしている，ということを知っている）を行い，定期的に自分の体を確認します。
- 手首や足首をグルグル回すなど，はっきりとわかる小さな動作をします。再び，その間やその後の落ち着かなさの感覚に注意を向けます。

　最後に，落ち着かなさをコントロールするために薬を用いることを医師に相談するかどうかを考えましょう。体の痛みで薬が役立つのと同様に，落ち着かなさが非常に強い場合には ADHD の薬が役に立つでしょう。

実践のために推奨されるリマインダー

　このステップで役立つリマインダーは，以下の2つです。

- 体を確認する
- STOP（止まる・一息つく・体を観察する・続ける）

これらのサインを，目に届きやすいところに貼りましょう。

早わかりステップ4

正式な実践
- 毎日，以下の中から1つ行いましょう。10分（もし必要ならそれ以上）のボディースキャン，歩く瞑想，振動して踊る瞑想。

日々の生活におけるマインドフルネスな気づき
- 体の感覚に気づくことに重点をおいて，STOP を用いた練習を用いましょう。
- 生活の中の，ゆっくりした動作の例，いつもの速さの動作の例，速い動作の例へもっと意識を向けましょう。ストレッチ，ヨガ，太極拳（ゆっくり），

ウォーキング（いつもの），ダンスやランニング（速い）などです。

- 優しくほほ笑んだり，エクササイズをしたり，マッサージを受けたりするなどして，体と心を切り替えましょう。そして感覚に気づきましょう。
- 学習を強化するために体を使う練習をしましょう。
- マインドフルネスを用いて，痛みや落ち着かなさといった辛い感覚に気づきましょう。
- 日常生活の中で，座ったり，歩いたり，立ったりするときの姿勢に気づきましょう。横になった状態から座るまで，それから立ち上がるまで，そして歩き始めるまでの変化の瞬間に特に注意をはらいましょう。動きたいという衝動がいつ生れ，身体がどのようについていくかに気づくことができるかどうか見てみましょう。
- 普段のお決まりのエクササイズをしている間，あなたの体の動きに，今まで以上の意識をむけましょう。
- バランス感覚を発達させるために，ダンスやヨガ，太極拳，マウンテンバイク，ロッククライミング，スノーボード，スケートボードといったバランスをとることを必要とする活動に挑戦してみましょう。たとえば，ロッククライミングは，意識しながら手や足を置くことや，身体のバランスの変化を絶えず意識することが必要とされるため，今この瞬間への鋭敏な注意が必要です。これらの活動を学ぶのに他の人よりも時間がかかるとしても，自分自身に対して我慢強くなりましょう。

STEP 5　あなたの心を観察しよう

思考に対するマインドフルネス

　キャロリンは叫んだ，「私の頭の中はいつも忙しい」「あなたが 1 つ私に尋ねれば，それは無数の他のことについて私に考えさせるのよ」。

　「わかった」，私はひそかにそう思いました。キャロリンは ADHD の可能性を査定するために私の診療所にいたのですが，彼女の注意を維持するのは大変でした。私の質問の多くに対して，彼女は細かすぎる長い説明をしました。またあるときは，他の話題に逸れることもありました。彼女は洞察力があるようでしたし，返答は興味深くユーモアがあることが多かったのですが，それらは質問に沿ったものとは限りませんでした。

　身体が落ち着かないと同時に，頭の中も忙しく落ち着かないことは ADHD ではよくあります。これは呪いであると同時に祝福であるとも言えます。頭の中が落ち着かないと，脱線したりぽんやり考えこんだりしないで課題に集中して最後までやり通すことが難しくなります。一方で，多くの考えやアイデアを持つことは，物事の斬新で魅力的な繋がりを生み出すことにつながります。ADHD をもつ成人の多くは常に好奇心旺盛な心を持っているため，型にとらわれない思考や創造性を示します。

　本ステップでは，マインドフルネスの状態で思考を眺めることを学習します。思考に強く引っ張られたり感情的になったりすることがないとき，つまり心を観察しやすいときに，ADHD の心の様式を観察することに焦点を当てます（このステップは，困難な思考や情動を観察したり変換したりする方法を学ぶ Step 6 の準備となります）。

ADHD の心

　ADHD では，思考の流れはしばしば不規則です。考えは頻繁に広がったり，あちこちにとんだりします。一方で，一つの考え方にはまり込んだり，あることに強迫的になったりする傾向，一種の柔軟性のない流れがあります。

　思考が頻繁に飛ぶため，ADHD の頭の中は整理されていないクローゼットのようだったり，最終的には斬新な洞察に至るジグザグな道のようだったりします。ときに ADHD の頭の中はバランスを失っていたり，偏っていたりします。たとえば，その思考は過度に楽観的または悲観的であるかもしれません（以下参照）。

自己認識と ADHD

　ADHD では正確な自己認識は難しいようです。たとえば，ADHD をもつ子どもは，自分が実際の成績より高い能力がある，というように良い方に偏った自己認識を報告することが知られています[1]。子どもたちのこのような過大評価は，社会的，学問的，行動的領域にわたって全般的に見られます。それは特定の認知的欠如による結果の一部かもしれませんし，人生早期においては保護的な役割を持つのかもしれません。しかしながら，その影響の全容は未だわかっていません（同時に，ADHD をもつ子どもは，他人の成績は正確に認識します）[2]。

　正確な自己認識の問題は ADHD をもつ成人でも見られます。2005 年の研究で，ADHD をもつ成人は，運転に関して，観察された遂行結果や運転記録で示されているものより高い能力を持つと自己報告しました[3]。対照的に，大学生を対象とした 2007 年の研究では，ADHD をもつ学生は自分の学業成績を過小評価する傾向にあるということが示唆されました[4]。

　私の臨床経験によると，多くの ADHD をもつ成人は，マインドフルネスを紹介される前に，すでに自分の精神過程について気づいていたり，それを冗談にすることができたりしています。イライラして，手に負えず，屈折した心を抱えながら生きる経験を繰り返してきたことが，おそらく自分の思考を自身から幾分切り離して観察することを容易にしているのでしょう。しかしながら，この一般的な知識があるにもかかわらず，ADHD をもつ人々にとって，自分の心が急に変化したりバランスの悪い考えにとらわれたりしたその瞬間に気づくことはやはり難しいといえます。

思考に対するマインドフルネス

　思考へのマインドフルネスに基づいたアプローチは，私たちの思考の中身に着目する前に，それらとの**異なる関係**を体験することになるという点で，伝統的な

心理療法とは異なります。マインドフルネスでは，まず初めに，**思考の流れに目を向け**たり観察したりします。頭の中の物語にとらわれるのではなく，絶え間なく変化する自分の思考の流れを観察するように言われます。それは空に浮かぶ雲を眺めることに似ています。この視点の転換は，役に立たない思考の支配力を弱めます。Toronto 大学の Norman Farb による 2007 年の研究では，マインドフルネスの練習によって，内的なストーリーや自己分析に夢中になる傾向を弱め[5]，直接的な体験に集中できるようになることが報告されました。習慣的な自己分析は，役に立たない反芻や不安，抑うつへの脆弱性を高める可能性があるため，これは重要です[6]。対照的に，マインドフルネスのように，今現在その瞬間の体験に焦点を合わせることは，ウェル・ビーイングを高めることが示されています[7]。

探究 5.1

空のような心（CD track 6；8 分）

- 心地よく座り目を閉じましょう。自分の呼吸に気づくことによって現在の瞬間につながりましょう。
- 落ち着いてきたら，空を横切って白い雲が浮かぶ広々とした青空を想像しましょう。
- 自分の気づきが，青い空のように，広大で無限で通り過ぎる雲より大きいことを感じましょう。そのような気づきをもって，あなたは自分の思考や感情を，まるで行ったり来たりする雲のように眺めることができます。
- それらを眺めると同時に，自分の思考や感情を個人的なものにするのではなく，名前を付けましょう。たとえば，「おお，心配が存在している」「悲しみ」「想起」のように。
- あなたの思考が，ちょうど雲のように，素早く，あるいはゆっくり過ぎ去ることに気づきましょう。それらは互いに繋がっているかもしれませんし，分かれて浮かんでいるかもしれません。それらは明るくふわふわして見えるかもしれませんし，暗く重く見えるかもしれません。
- 自分の思考が流れているのを眺めると同時に，**その間の空間**を感じることができるかどうか確かめましょう。この空間，開かれた気づきの

空間は，あなたが自分の心に引っ張られることなく，それを観察することができる場所です。それはあなたが思考や感情に気づきはしても，それに基づいて行動しないことを選択できる空間です。

- あなたがこの練習をしていると，考えの中で自分を見失うこと，すなわち，雲の中へ入り込み，自分の思考や感情の中身に巻き込まれることが容易に起こります。いつそれが起ころうとも，自分の呼吸に気づくようにして，現在の瞬間に再びつながりましょう。それから，自分の心の観察に戻りましょう。

子どもの頃，私はよく草の上に寝転がって，空に浮かび流れる雲を見るのが好きでした。私は，雲が刻一刻と移動して変化するように驚いたことを覚えています。それらがどのように構成されているかは知らないで，雲が変化していくのを見ることをただ心待ちにしていたのでしょう。当時は，それと自覚することなく，開かれた受容的な気づきを体験していたのです。

ヒントとバリエーション

　思考や感情のマインドフルネスを探索するために，他のイメージや隠喩を使うこともできます。たとえば，川の土手に立っていて，まるでそれらが水に浮かんでいる葉っぱのように，自分の思考や感情を眺めている自分自身を想像することができます。あるいは，映画館にいて，スクリーンに映し出された自分の思考，記憶，感情を眺めているところを想像することもできます。自分の思考の観察者になれるものなら何でもよいので，開放的で観察する視点を得やすいイメージを活用しましょう。また，開かれた気づきにつながる他の方法として，次の演習「木の下であなたの思考を眺めること」または「大きな海のような心」に取り組んでみましょう。

　一般的に，思考を観察するのは困難です。やりがいのある挑戦です。なぜなら思考は気づきにくかったり，あるいは，強烈で（特に心配事や強迫的思考や自己批判的な思考の場合）一歩離れてみることが難しかったりするからです。しかしもし，あなたが本章で説明されたように自分の思考や感情を単純に見ることができないのであれば，本ステップを飛ばしてStep 6（情動にうまく対応しましょう）にいってからここに戻ってきてもよいでしょう。Step 6で説明されている

方法は，ネガティブな気持ちを伴っていることが多い，強烈で扱いにくい思考を観察するのに役立つものです。

探究　5.2

木の下であなたの思考を眺めてみましょう

- たくさんの枝と葉に覆われた木がある公園へ行きましょう。
- そのような木の下で横になれる場所を見つけ，あなたの頭上にある葉と枝の複雑な網状の構造を見上げましょう。
- 通常，網状構造の一点を凝視することは難しいものです。もしそうならば，あなたの注意が1つの点から他へとどのようにダンスするか気づきましょう。
- しかし，もしあなたが1つの点をじっと見つめる傾向があることに気づいたら，あなたの注意がリラックスしたまま枝や葉の間を動くことができるかどうか見てみましょう。このリラックスした"注意のダンス"はあなたの気づきを広げ，とらわれることなく自分の思考を眺めやすくします。
- 木の下で休みながら，どんな思考が湧き上がるかに気づきましょう。
- しばらくしたら，目を閉じて，あなたの思考を同じ無限の意識で眺め続けることができるかどうか見てみましょう。

探究　5.3

海のような心

- 心地よい姿勢で座わって目を閉じましょう。あなたの心が，広大で深い，大きな青い海のようであると想像しましょう。あなたの思考は，海面に波があるように，止まることなく動いていたり，落ち着かなかったり，不安定だったりするかもしれません。しかし，どんなに海面が落ち着かなくても，その下にはいつも穏やかな水があります。これは人の心でも同じです。
- 心の中の大きな海を保ちながら，自分の中の深く穏やかな感覚とつな

がることができるかどうか確かめましょう。それは，波打つような落ち着かない思考を距離をおいて眺めることができる静かな空間です。

● 海面は波打ちその下は深く穏やかな広い海を想像しながら，自分の呼吸や体に気づき続けることができそうか見てみましょう。あなたが広い海を想像して自分の思考を見つめるように，落ち着いた状態でこの気づきにとどまる練習をしましょう。

マインドフルな空想

ADHD の生活体験とマインドフルネスの練習はどちらも，多くの空想体験の機会を与えてくれます。Step 1 から 3 では，私たちの注意の焦点を今この瞬間に戻すことで，さまよう心を捕らえて中断させることに焦点を当てました（たとえば，注意を呼吸に戻すことによって）。さあ，意識を伴う空想を探究しましょう。

空想の科学

California-Santa Barbara大学の Jonathan Schooler 博士と British Columbia 大学の Kalina Christoff 博士らの科学者たちによる研究は，精神のある部位が，分析的な思考と「私はこれらの考えを考えている」という自覚をつかさどっている可能性を示しました。また，精神の別の部分は，自然発生的に心がさすらう状態や空想と関連しています。所定の手順の自動的な課題を行うと，多くの場合，この 2 つ目の空想する心が動き始めます[8]。

多くの脳研究は，心の分析的な側面が活発なとき，実行機能のネットワークも典型的には活発になっていることを示しています。対照的に，人が空想しているときには，デフォルトネットワークと呼ばれる脳領域が主に活性化しています。デフォルトネットワークは，うわべはなまけている非生産的な時間帯に脳がどのように作動するかを反映しているとしばしば考えられています。しかしながら，このパターンはいつもそうとは限りません。Christoff 博士による 2009 年の脳画像研究では，空想しているときに，デフォルトネットワークと実行ネットワークが同時に活動するときがあることを示しました[9]。それは，空想する心が問題を解決するかのようです。脳のレベルでは，そのような活発な空想は，創造的思考や洞察しながら問題解決していく時間に似ているように見えます。

Christoff博士の研究は，活発な空想は，ほとんどの場合，自分が空想にふけっていることにまったく気づいていないときに起こることも示しています。しかしながら，意図的に自分の心を確認する習慣は，創造的思考のこのような瞬間をフルに活かすことになる可能性があると，Schooler博士は指摘しています[10]。今，あなたの心がどこにあり，それが何をしているかについて，定期的にマインドフルな気づきを持つようにすれば，潜在的に存在している洞察力に富んだ思考を認識することができるでしょう。そのような気づきによって，あなたは，目の前の作業に再び集中するか，心をもう少しさまよわせておくかを選択することができます。

空想の特徴は，完全に思考に没頭すること——つまり，自分の周りで起きていることに気づかず，今この瞬間に起きていることから切り離されていることにも気づかないということです。しかし，空想しながらも，自分が**空想にふけっていることを知ることは可能です**。いくつかの方法を使えば，私たちは，マインドフルに空想する能力を発達させることができます。

- 自由な時間があるとき，しばらくの間くつろいだ気分で心をさまよわせましょう。そのとき，話題を選んでもいいでしょうし（たとえば，この前の休暇のことをじっくり考える），ただ自然と内容がわいてくるままに任せてもいいでしょう。もし可能なら，くつろぎながら，どのように思考が発展するか見守りましょう。これには練習が必要で，簡単に思考に没頭してしまうかもしれません。しかし，たとえそうなったとしても，思考の一連の流れを思い出し後で書き留める練習をすることができます。
- もし，空想していたことに自発的に気づいたなら，自分の思考を逆行してたどることができるかどうか確かめましょう。あなたの心がたどってきた経路や，空想から離れるきっかけになるものに関心を払いましょう。
- 映画に夢中になっている状態は，空想にふけっている状態に似ています。映画を見ているとき，自分が映画に夢中になっていることを定期的に認識できるかどうか確かめましょう。

「あっ，そうか！」という瞬間のための空間を作る

　発明家や創造的な人々は，問題の解決に積極的に取り組んでいないときに素晴らしいアイデアを思いつくことが多く，つまり，問題とは関係のない，ありふれたことをしている最中に突然「あっ，そうか」とひらめく瞬間があります。そのような例として，現在の脳研究でも，繰り返しの課題や，よく慣れた課題，または退屈な課題に取り組むと，空想的な洞察に満ちた心が作動しやすいことが示唆されています。このように，私たちは，「あっ，そうか！」の瞬間を活かすために，あえてそのような活動を行うことができます。ここでいくつかの例をあげてみましょう。

- 問題に行き詰ったときには，休憩しましょう。野菜を切ったり，編み物や洗濯物をたたんだりするといったような，繰り返しの作業を何かしてましょう。あなたの心が自然とまた問題を検討するようになるか見てみましょう。解決策は，心を自由に流れるままにさせているときに思い浮かぶことがよくあります。
- 波や小川の水や水族館の魚を観察するのもよいでしょう。あなたの心をくつろがせ，自由に流れるままにさせることなら何でもよいのです。
- マインドフルネス瞑想の練習をする前に，あなたの心にある問題の概要をまとめましょう。そしてそれを解決するための努力を手放して，瞑想に焦点を当てましょう。そうすると，あなたは分析的な心を手放して，空想状態になったりもします。瞑想中や，瞑想後に洞察が得られるかどうか見てみましょう。

有名な「あっ，そうか！」体験

　ギリシャの数学者・物理学者のアルキメデスは，入浴中に，不規則な形状の物体の体積を測定する方法がひらめいたと言われています。アルキメデスは，湯船に入ったときに水位が上昇したのを見て，その置き換えの原理に気づきました。そして，その突然の洞察に興奮して，「エウレーカ！（わかったぞ！）」と叫びながら，裸で浴槽から街路へ飛び出していったという言い伝えが残っています。

役に立たない思考に対するマインドフルネス

　50 代の教師のジョーは，マインドフルネスに関する自分の経験を振り返りました。「マインドフルネスを学ぶ前は，『心に没入して生きている』ということが何を意味するのか本当には理解していませんでした。物思いにふけるとか，空想するということは理解していましたが，自分が自覚し気づきながら生きて行くことができるとはわかっておらず，ただ心の中に流れ続ける『古い映画』があるようなものでした。私はマインドフルネスや心理療法での作業を通して，人がしばしば，十分に気づかないまま物事をある見方で見たり反応したりするように条件づけされていることを理解するようになりました。マインドフルネスを使って，自分の古いパターンを観察することができます。私は現在，それが浮かんでくるのを受容します。それは私の過去の一部です。しかし，自分で選んで，それにとらわれないようにすることができます。また，賢い自分から生まれる思考，つまり役に立つ思考ができるようにすることもできます」。

　マインドフルネスを実践することで，自分と自分の思考との間の空間を体験することができます。それは自由な瞬間です。しかも，そのような瞬間に，自分自身の賢い部分と繋がることができ，より良い結果にもっていくことができます。この賢い自分は，何が起きているのか明瞭に認識し，それを十分受け入れ，何を変容すべきか判断することを助けます。この受容と変容の間の緊張は，弁証法的行動療法（Dialecyical Behavioral Therapy；DBT）のようなマインドフルネスをベースとしたアプローチの鍵となるテーマです。DBT は，心理士の Marsha Linnehan 博士が，希死念慮を持つ衝動性の高い患者の支援のために開発した心理療法です[11]。このアプローチは，非常に強い陰性反応やバランスの悪い思考に苦しむ ADHD をもつ成人に対しても問題なく適用されてきています[12]。

受容と変化のバランスをとる

　マインドフルネストレーニング，宗教的伝統，そして，それらから導き出された心理療法では，徹底的な受容，と呼ばれるような勇敢な受容が，効果的な変容と癒しのために必要であることを強調します。こうした立場は，アルコーホーリクス・アノニマスやその他の 12 ステップのプログラムでしばしば使われていて，広く知られている「ニーバーの祈り」[13] にもみられます。

> "神よ，我に与えたまえ。
> 自分の力で変えられないものを受け入れる平静な心と，
> 変えられるものを変える勇気と，
> そし変えられないものと変えられるものとを識別する知恵を"

価値判断的思考

　批判や酷評，拒否といった考えは自動的に生じることが多く，体験に対して心を開いて受容的になることを妨げる可能性があります。また，自分と他人に思いやりをもった関係を築く上での障害になります。自分自身についての批判的思考（否定的な心の声）と自信喪失は，ADHD をもつ成人によくみられます。こうした人たちの多くは，自分の実績に対する批判的なコメントを聞きながら成長します。たとえば，「まだ宿題が終わってないの？　怠けてないでやりなさい！」というようなコメントです。

　このようなメッセージは，しばしば，年齢と共に内在化していき，彼らの中には「内なる批判者」が作られます。この否定的な考えが，「私にはできない」「私は馬鹿だ」「私はどこか調子が悪い」から始まるような，彼ら自身についてのストーリーを作り上げます。ADHD をもつ成人の多くは，このようなストーリーを心の中に持っていて，このような否定的な心の声が生活の中でどれほど障害になっているか気づいていません。

　ADHD をもつ人が言う内なる批判は，簡単に聞けることもありますが，幸福そうで自信のある振る舞いで隠されていることもあります。しかし，心の底には，不安な感情や否定的な心の声が存在しているかもしれません。マインドフルネスによって，私たちは，自己批判に十分に気づき，理解することができます。どのようにこれを実践するか，詳しく見ていきましょう。

価値判断的思考を観察する

　生活の中であなたの中に浮かんでくる価値判断的思考に関心を持ちましょう。それは，あなた自身に向けられていることもあれば，あなたの周囲の人に向けられていることもあります。マインドフル練習として，1日の中で浮かぶ価値判断的思考を数えてみましょう。その数の多さに驚くことでしょう。

決めつけ思考を数える

　ミナは若い大学生です。彼女は自宅でのマインドフルネスの練習の一つとして，1 日に浮かんだ価値判断的思考の数を数えました。「人と関わるときにいつも，どれだけすばやく否定的な判断が浮かんでくるかに注意を払うことから始めました」とミナは話しました。「教授が C 評価のテストを私に手渡したときには，私は『なんていやなやつ』と思いました。そして，その成績をみた後に『私ってだめなやつ』と考えている自分に気づきました。観察を続けると，他の学生と話しているときには，『自分はなんてドジなんだ！』と考えていることにも気づきました。そのような思考がそんなに多く浮かんでいることは，私にとって驚くべきことでした。少なくとも 1 日 100 回以上，そのような思考が浮かんでいたのです。」

　価値判断的思考を観察していると，**価値判断的思考を持つことに対する価値判断的思考**に気づくかもしれません。たとえば，「私は否定的な批判をしてばかりで，なんてひどいんだ！」というように。それはそれで構いません。それを一つの価値判断的思考であるとただ気づくようにしましょう。

強固で苦痛な自己価値判断的思考を中和する

　厳しい自己批判のために，苦痛や恥を感じることもあります。マインドフルネスは，このような思考を中和し，バランスの取れた視点を取り戻す方法になります。たとえば，たとえそれが真実であるように感じたとしても，考えは，結局，**単なる考え**でしかないことを自分で思い出すことができます。さらにそれらから距離をとることができるように，注意を体に向け，呼吸と体の感覚に気づくようにしましょう。否定的思考を煽っている情動に気づくかもしれません。その瞬間，自分に対して思いやる態度を取れるかどうか見てみましょう。もし否定的な思考と情動が強烈なら，Step 6（情動にうまく対応しよう）に記載されている方法を使いましょう。

自分に厳しすぎること——ジュリーのお話

　ジュリーは，私が担当する ADHD をもつ成人の患者の一人で，私に仕事で失敗したことについて説明していました。ジュリーは，上司や同僚たちと

自分のプロジェクトについて議論していたのですが，主要な取引先の名前を思い出せませんでした。ADHD をもつ人にはよくあることですが，彼女は瞬間的に度忘れして，取引先の会社を間違った名前で呼んだのです。彼女は同僚の前でばつが悪く，面目を失ったと感じました。彼女は涙を流しながら，「私はとっても，とっても馬鹿なんです！」「私の脳はふるいのようで，何も覚えていません！　あの人たちは私のことをまぬけだと思ったに違いありません」と話しました。

　私は，ジュリーが失敗をした自分に思いやりを持つよう勇気づけました。彼女は最初，そうすることに困難を感じていました。そこで，私は，彼女の失敗を ADHD による困難の一つとして彼女が受け入れられるよう手助けしなければなりませんでした。時が経つにつれ，彼女は自分自身に思いやりを抱くことができるようになってきました。

思いやりがあり支持的な思考の開発

　もしあなたが悪戦苦闘している友人の向かいに座っていたとすれば，友人に何と声をかけるでしょう？　私たちは多くの場合，自分に対してより他人に対しての方が，親切で，支持的です。ですから，内なる批判の声が頭をもたげたときはいつも，別のあなたが似たような状況であなたの友人にしてあげるようにアドバイスを提供できないかどうか見てみましょう。そのような支持的な自己指導的な声は，ADHD をもつ成人向けの認知行動療法のワークブックから引用した，次のような物語でうまく説明されています[14]。

コーチ A 対コーチ B

　ジョニーは野球を練習している少年です。彼は外野に立っていて，フライボールを捕ろうと構えますが努力空しく失敗します。コーチ A は彼に駆け寄り，こう叫び始めます。「あのボールが捕れないなんて信じられない！お前は何もできないやつだ！　次回までにはちゃんとするか，さもなければベンチ入りだ！」。

　ジョニーは今，どのように感じていると思いますか？　おそらく彼は自信をなくし，緊張し，泣きそうになっているでしょう。そして，彼が次にボールをキャッチする可能性はそれほど良くなっていません。それどころか，コーチ A の否定的な言葉のために，悪くなっています。彼は二度と野球を

しないかもしれませんし，試合を楽しめなくなっているかもしれません。

　では，これからコーチ B で，同様の場面を再現してみましょう。ジョニーは野球のボールを取る練習をしていてフライをとることができません。コーチ B はその場面へ行きこう言います。「そうか，君は球を捕れなかったんだね。ここで覚えておいてほしいことがあるんだ。フライはほとんど実際よりもっと遠くにあるように見えるものなんだよ。5 歩後ろに下がって構えて，もし必要なら前に走ってみてはどうだろう？　次回，どうなるか見てみようね」。

　ジョニーは今，どのように感じていると思いますか？　おそらく彼は建設的で支持的なフィードバックを受け取ったので，自信が増したでしょう。上手にできる可能性が高くなり，挑戦する意欲が増し，試合を楽しめる可能性も高くなるでしょう。

　コーチ B が「君はよくやったよ！」や「たいしたことないさ，練習を続けよう」という声かけをしていないことに気づきましょう。このような種類のコメントは，人によっては助けとなるかもしれませんが，悪戦苦闘していて，どうしたら良くなるかわからないこの少年にとっては害を与えることになってしまう可能性があります。そうしたアプローチとまったく違うのが，具体的なフィードバックを与える親切で頼りになるアプローチです。

　この話を心に留めて，もし自分の考えが「コーチ A」のように聞こえることに気づいたら，代わりに「コーチ B」になれるかどうか見てください。

ADHD のマインドトラップ（心の罠）

　価値判断的思考に加えて，いくつかの思考は一種のマインドトラップ（心の罠）で，そのために行き詰ってしまいます。ADHD では，このようなマインドトラップはしばしば**二極化**された思考に由来していて，極端に肯定的か，否定的かに偏っています。マインドフルネスを用いれば，認知の歪みとしても知られるそのような考えが生じたときに，それと気づくことができ [15]，バランスを取り戻すことができるようになります（もしその思考のために多くの生活上の問題が生じているなら，認知行動療法（CBT）で使われる方法が，そのような思考を変える手助けになるでしょう）。次に，二極化された考え方の例をいくつか挙げてみます。

　全か無か思考：自分自身や他者，状況をすべて良いもしくはすべて悪いという見方をすること，あるいは，何かをするときに一つの見方しかできないことです。たとえば，「私はいつでも正しくなくてはならない」や「今日中にすべてを終わらせなくてはならない」「絶対にできない」「すべて最悪だ」「これは決して終わらない」などが挙げられます。「決して」や「いつも」のような言葉が，このような考えが生じている手掛かりになります。

　他者や自己への非難：ADHDをもつ子どもの半数近くに診断される反抗挑戦性障害では，他者への非難が頻繁に見られます。そのような子どもたちは，成長しても批判する癖が続き，対人関係で怒りや欲求不満を感じるようになります。他者を責める習慣の対極は，自分のことを責める癖です。

　たとえば，「私が何かをしたからこれが起こったに違いない」というように。出来事を過度に個人化しがちで，悪い結果となったとき自動的に自分に責任を課す傾向にあります。このような考えを持つと，問題に対する他者の助けを見落とし，自尊心が徐々にむしばまれていくことになります。

　過大視または過小視：過大視では，状況のある側面や問題の結果を過大評価する傾向，ないしは誇張する傾向があります。破局化，すなわち，最悪の場合のシナリオを想像することは，過大視の一例です。たとえば，「この失敗のために私は解雇される」というように。このマインドトラップにはまったときは，「ちょっとしたミスよ」のような肯定的な情報を考えに入れず，「この過ちは最悪だ」と考えるようになります。

　逆に過小視では，他人，自分自身，または状況に関する事実をひどく小さく見積もったり，見落としたりする傾向があります。たとえば，自分の能力や才能を考えに入れなかったり，他人の過ちを見落としたりするかもしれません。このような考え方は，行動の結果を最小限に評価したり，自分の限界について非現実的な評価をしたりすることにもつながる可能性があります。これは一種の希望的な観測になることもあります。「もう1時間余分に滞在しても空港には間に合います」というのが，その例です。作業に必要な綿密な計画をたてることが困難だったり，どれくらい時間がかかるかを低く見積もったりすることは——実行機能の障害なのですが——ADHDのこの問題に関係する可能性があります。

　憶測すること，またははっきりと見ないこと：あなたは推測に基づいて，他の

人が考えていることや感じていることが自分にはわかっていると確信しています。直接的な証拠がないときでさえ，何が起こっているのかを知っていると考えています。たとえば，友人があなたに折り返しの電話をしてこなかったのは，友人が自分に対して怒っているからだと推測することが挙げられます。この憶測は否定的なことが多いのですが，楽観的な憶測もまた問題となる可能性があります。たとえば，上司が直前のメールで毎週定例の会議について書いてこなかったので，あなたは自由に他のことができると思いこむかもしれません。あなたは，その思い込みを同僚に確認せず，出席が必要な会議に姿を現すことはありません。

　憶測することの反対は，目の前にすべての証拠があってもなお適切な結論を引き出すことができないということです。ADHD において，これは，変更，実行機能の困難，または情動の影響といった問題の結果として起こる可能性があります。たとえば，午後 5 時に医師の診察の予約を取り，午後 4 時に家を出れば途中で店に立ち寄ることができると予定を立てます。ところが，あなたは午後 4 時 45 分まで家を出ず，もはや店に行くには遅すぎたとしても，最初の計画を続行します。

　厳格で，規則に基づいた思考　vs　規則の欠如：このマインドトラップには，「これと同じようにしなければならない」や「私はこれをすべきではない」のように，「すべき」や「しなければならない」のような言葉が含まれています。そのルールは過度に厳格で非現実的で，その基準を満たしていないと罪悪感や抑うつ感を覚えます。たとえば，もし「今日はこれを終わらせなければならない」と考えてできなかった場合，落胆して翌日やろうとはしないかもしれません。自分に厳格な基準をもつと，他人が規則を破ったときに憤慨するかもしれません。

　その反対に，「私は〜する必要はない」とは，自分自身に必要十分な規則をもたないか，あるいは，あまりにも頻繁にルールを破る傾向があることを意味します。これは，目標を達成するのに必要とされる自制心や自発性の発達を妨げる可能性があります。

　極端な思考のバランスを取り戻すために，現実は白か黒かよりも灰色であることが多いことを覚えておいてください。セルフチェックとして，あなたが行き詰ったり動揺したりしたときには，自分自身に尋ねましょう。

● 自分の今の思考はバランスが取れているか？

- 私はマインドトラップの一つにとらわれていないか？　もしそうなら，どれか？
- それを別の方法で見ることはできるか？

実践のために推奨されるリマインダー

- 思考や感情の目撃者になるリマインダーとして，あなたの周りに空や雲のイメージを掲示しましょう。
- 思考を観察するのにSTOP練習を用いましょう。以下のようなリマインダーサインを作成しましょう。
  - S＝止まる
  - T＝一息つく
  - O＝思考を観察する
  - P＝続ける
- （怒っている）コーチAではなくAく，（バランスがとれている）コーチBでいることを思い出しましょう。「コーチAではなくコーチB」というリマインダーを掲示しましょう。
- 思考や感情の下に横たわる平穏のリマインダーとして，大海の波のイメージを用いましょう。

早わかりステップ5

正式な実践

- 開かれた意識で座位瞑想を毎日10分間（またはそれ以上）行いましょう。もしあなたの役に立つなら，空または大海のイメージを用いましょう。あるいは，自分の思考の流れを眺めるシンプルな練習を行いましょう。

日々の生活におけるマインドフルな気づき

- あなたの心が散漫であると感じる，すなわち，散漫なやり方で物事を行っていると気づいた場合は，深呼吸をしたり，周囲の音を聞いたり，自分の体の中を確認したりすることを思い出しましょう。そして，あなたが雲の外に出て，遠くからそれを見ているところを想像しましょう。
- 思考について開かれた気づきを高めるためのSTOP練習を続けましょう。価値判断的，批判的，もしくは極端な思考を観察しましょう。それらを価値判断的ではないバランスの取れた思考へ変化させながらそれらを受け容れる

練習をしましょう。

- 特にいわゆるフロー・ライティングと呼ばれるような，記録をつけてみましょう。それは流れ出るものを，検閲することなく素早く書き留めることです。
- 思考と空想のマインドフルネスを練習します。
- 「あっ，そうか！」の瞬間が生まれる余地を作りましょう。問題を解決することを止め，休憩し，何かくつろぐことか，もしくは反復作業をしましょう。

STEP 6 　情動にうまく対応しよう

感情のマインドフルネス

　ジェリーは，自分で，ウェブとグラフィックデザインの事業会社を立ち上げました。ジェリーの友達のサラが販売用のパンフレットをデザインするのを手伝ってほしいと彼に頼み，ジェリーはそのチャンスに飛びつきました。彼は非常に熱心に取り組み，価格面も配慮してかなり安くしました。サラは満足した様子で，次の仕事をジェリーに依頼するつもりだと言いました。しかし数カ月後，ジェリーは，サラが他の誰かがデザインした新しいパンフレットを使っていることを知りました。ジェリーは裏切られたと感じて怒りました。彼はただちにサラのオフィスへ行き，「君は親友じゃない」と彼女に言いました。サラは彼の怒りの爆発に驚き，もう一人のそのデザイナーは美大生で，学校の小課題として彼女のパンフレットを作ったのだと説明しました。ジェリーとの仕事に関して，サラは，自分のウェブサイトをジェリーに作り替えてもらう計画を立てていたのです。ジェリーは過剰に反応してしまったことを恥ずかしく思い，「短気なヤツ」だと自分を責めながらオフィスを後にしました。

　ジェリーのように，ADHD をもつ成人の多くは，怒りや欲求不満のような情動のコントロールに問題を抱えていて，仕事や親密な関係で問題を起こす可能性があります。不注意や多動ばかりではない，これらの**情動制御**の問題は，以前は見過ごされていましたが ADHD の非常に重要な一側面だと現在認識されるようになっています。本章では，情動の受容と気づきに焦点を当て，それらに対処するマインドフルネスの手法について議論していくことにします。

ADHD における情動

　ADHD では，情動についてこれまであまり研究されていませんでしたが，状況は変わってきています。Oregon 大学の Russell Barkley 博士とその同僚による 2010 年の研究では，成人の ADHD の**情動的衝動性**を測定し，同じ精神科クリニックの他の患者やクリニック外の成人と比較しました[1]。ADHD をもつ研究

参加者の多数（最大86%）が次の項目の1つ以上を報告しました。

- 慢性的なイライラ
- すぐかっとなること
- すぐに欲求不満になること
- 過剰反応
- すぐ興奮すること
- かんしゃくを起こすこと
- 敏感であるか，あるいはむっとしやすいこと

　これらの情動的な問題は，従来からある ADHD の不注意症状とほとんど同じくらいふつうにみられるもので，ADHD の多動性や衝動性の症状よりも多く見られました。情動的な問題はまた，職場や学校での重大な問題や，運転が下手である傾向，犯罪歴，結婚満足度の低さ，育児ストレスを引き起こすことが判明しました。

　ここで挙げられた衝動的な情動のほとんどはネガティブなものですが，そのうちの一つ，すぐに興奮したり熱狂したりする，というのが，状況によってはポジティブに受け取られるかもしれません。しかしながら，ADHD の場合は急速に興奮して抑制がきかなくなります。そのため，とても忙しいときに新しい仕事を引き受けてしまったり，優先すべきものを忘れたり，すでに立てていた計画を断念したりすることになってしまう可能性があります。

　たとえば，いくつかの大事な用事を済ませる計画をしているときに，友達に偶然出会ったとたんにワクワクして，彼と一緒に公園へ行くことにしてしまいます。また，（時間，健康，お金の）限界を無視するかもしれません。新しい冒険的な事業に参加する前に，リスクについて検討しなかったり，本当は家にいて風邪から回復するべきときにコンサートへ行くことに同意してしまったりするかもしれません。そのような興奮に駆り立てられて行う決定は，個人的なストレスの高まりや，口論，人間関係の緊張につながる可能性もあります。

　私は診療のなかで，ADHD をもつ成人が情動的な衝動性だけでなく，情動に関する他の問題を訴えるのをよく聞きます。多くの患者は不安や自信のなさを訴えます。すぐ興奮する一方，落胆するのもまた早い人もいます。多くは人の批判に対して敏感で，自分の欠点を恥ずかしいと思う経験をしています。こうした人たちの情動面の過敏さは，感情制御スキルの欠如と共存していることがよくあり

ます——これは頻繁な過剰反応を引き起こしかねず，二重苦とも言えるものです。

　明らかに，情動を制御することは ADHD をもつ成人の多くにとって難しいことです。こうした人たちは，感情の認知，制御，表現に困難を抱えることがあります。マインドフルネスは，これらの側面のそれぞれを手助けすることができます。感情の表現は，Step 7 で説明するマインドフルなコミュニケーションによって促進することができます。そこで，本ステップでは，情動反応を内的に認識し制御することに焦点を当てます。私たちは，日常生活で生じる情動を，価値判断を加えずに観察することから始めます。

情動入門

　情動は人間の一部であり，私たちの生活に意味を与えるものです。情動は，私たちが何かを祝うとき，そして私たちが喪失を悲しむときに喚起されます。明らかな気分障害（感情が特定の情動状態にはまり込む）を別にすれば，情動それ自体は良いものでも悪いものでもありません。ポジティブな情動とネガティブな情動はどちらも自然で重要な生活の一部であり，それらは理解してうまく反応する必要のある，心と体からの信号としての役目を果たしています。情動的なウェル・ビーイングの鍵は，私たちが情動を持っているかどうかや情動がどんなものであるかではなく，私たちが自分の**情動をどのように理解し関わるか**にあるのです。

　私たちの情動についての 4 つの本質的な原則や洞察を，以下に紹介します。

1. 情動（と情動を表す言葉）には多くの色合いがあります。

　情動をより良く理解するために，科学者たちは情動を分類しようとしてきました。普遍的で基本的な情動（怒り，嫌悪，恐怖，喜び，悲しみ，驚き）とともに，複雑で入り混じった情動（愛，誇り，恥ずかしさ）も存在することに，ほとんどの科学者は同意しています。自分自身の情動を表現する言葉を持つことは，情動の制御をうまく行うために重要です。この章の最後にある表には，じっくり考えたときに情動状態に名前を付けるための単語のリストが示されています。

2. 情動は動的な過程であり「不応期」があります。

　情動は静的なものではありません。それらは，「動いているエネルギー」すなわち「E- モーション（emotion：情動）」です。情動を，彗星——後方に尾をたなびかせた動き回るエネルギーの球体——にたとえる人もいます。私たちの情動

には，初期に激しく強い感覚があることがしばしばで，それは，体の中を流れる
エネルギーであり，このあとには残留効果（彗星の尾）が続くことがよくありま
す。後者はしばしば情動の**不応期**と呼ばれますが，これは急性の感情がすでにお
さまっていても，私たちの思考，内的状態，および行動が依然としてその情動に
よって影響を受けている時間帯のことを指します[2]。この間，私たちはずっと，
通常とは異なる形で思考したり行動したりし続けることがあります。たとえば，
恐ろしい物音を聞いた後に，神経質になっている状態などがそれに当たります。
私たちは不応期とその影響を常に十分に認識しているとは限りませんが，マイン
ドフルネスを用いれば，その影響を理解することが可能であり，不応期の影響を
受けずに観察することができます。

3. 情動は心と体から起こります。

　情動反応には，一般に３つの部分があります。

1. 感情（気分）（たとえば，怒りの感覚）
2. 身体感覚（緊張した背中と食いしばった歯）
3. 関連する思考（「私は嫌いだ」「私はあなたを殴りたい」）

4. 情動反応——その誘因，構成要素，および関連する行動——は一連の段階と時期に細分化することができ，気づきを強化することでそれらを観察できるようになります。

　　　　　誘因→情動→行動したいという衝動→行動

　情動的反応は私たちが十分に気づくことなく素早く起こり，衝動的な行動に駆
り立てることがよくあります。情動を制御するためには，いつも情動反応に従っ
て**行動するのではなく**，一歩引いて情動反応を観察する能力が重要になります。
練習すれば，情動をマインドフルに観察することによって，これらの誘因と衝動
を認識して，（もしあれば）自分が取りたい行動を選択できるようになります。

探究　6.1

心地よい出来事，不快な出来事，中立的出来事

　このあとの数日間，あなたの情動的反応に好奇心を向けてみてください。毎日の出来事を記録する表を作成し，どんなに小さなものでも，その出来事がどのように情動を引き起こすのか気づくようにしましょう。ポジティブ，ネガティブ，ニュートラル，どのような出来事でも結構です[3]。そうすれば，それが起こっているときに自分の体験を観察したり，その日，後でそれらを思い出したりすることができます。次の表を指標として使えば，反応の各部分（たとえば，身体感覚，感情，および思考）を記述することができます。

曜日	出来事・誘因	快? 不快? 中立?	身体感覚	感情	思考	行動 （もしあれば）
月	また鍵をなくした！	不快	・首と背中の緊張 ・心臓がどきどきする ・おなかの中の落ち込んでいく感じ	・自分自身に腹が立つ ・不安 ・パニック ・無力感 ・恥ずかしい	・またやってしまったなんて信じられない ・私はとても駄目な人間だ ・このことに対処する時間はない ・夫には言えない	・友達に電話する
	映画を観た	快	・リラックスした体	・興味がある ・面白い	・久しぶりに映画を観たなあ	・Netflix を申し込む
火						
水						
木						
金						
土						
日						

この表の印刷用バージョン（英語）は，www.shambhala.com/MindfulnessPrescription のサイトからダウンロードすることができます。

扱いにくい情動のマインドフルネス

　情動に伴う問題は，本当の意味での受容をしていないことから始まることがしばしばあります。状況を受け入れていなかったり，自分自身についての何かを受け入れていなかったり，根底にある感情を拒否していたりする場合です。たとえばあなたが ADHD であることを受け入れていなかったり，実際には怒っているときに習慣的に怒り感情を押し退けたりすることなどが挙げられます。心理療法領域では，これは「体験に基づく回避」と呼ばれています。すなわちこれは不快な感情や思考を避ける傾向であり，心配，パニック，怒り，抑うつ，依存，感情の麻痺といった二次的な問題を引き起こします。

　マインドフルネスは受容を助けますが，それは，好きか嫌いかに関わりなく，価値判断しない態度でそこにあるものに気づくように促すからです。それによって，私たちは，どのようなものでも押しやったりこだわったりしないで，それぞれの経験から役に立つものを学ぶことができるという知識を持って，勇敢に現実を見ることができるようになります。

不安に直面すること

　ADHD をもつシェリルという女性は，慢性的な恐怖や不安と闘っています。ある私たちの集まりで，私は彼女に，不安を観察し耐えることを学ぶ方法として，マインドフルネス瞑想ガイドを聞くように勧めました。彼女は，「この気持ちのための空間を作ってください」と「それを使ってください」という 2 つのフレーズを忠実に守りました。これらは圧倒されることなく不安に気づくということの彼女のリマインダーになりました。彼女はまた，不安が彼女自身や目の前の状況について伝えていることをさらに深く認めながら学びの経験として不安を受け入れ始めました。

探究　6.2

RAIN（CD track 7；7 分）

　空の雲を見守るように，毎日の思考や感情をマインドフルに観察することができるということを学んできました。ところがこうしたことがそう簡単で

はないときがあります。扱いにくい情動は暗い雨雲やハリケーンのようなものにちがいありません。それは洪水の恐ろしい前兆です。RAIN の練習をすることによって，扱いにくい感情をバランスの取れた状態で体験することができます。あなたが濡れたとしても，溺れ死ぬことのないように。

　RAIN 練習では，それぞれの文字がマインドフルな観察をどのように行うのかを思い出させてくれます。

　R＝認識する（Recognize）
　A＝受け入れる（Accept）
　I＝調べる（Investigate）
　N＝同一化しない（Non-identify）

　CD の RAIN 練習では，各ステップを探究するために，最近のいやな出来事の記憶を用いることになります。その後，日常生活で何かが強い感情を誘発する瞬間や，静かな瞑想の間に強い感情が出現するときに，この練習を使うことができます。

- まっすぐな姿勢で座り，数回深呼吸をしてリラックスしてください。目を閉じたままにするか，わずかに開けておきます。
- 現時点で経験しているかもしれない困難な状況を心に浮かべるか，最近のいやな出来事について考えてください。何か言われたり何かが起こったりして動揺した場面を正確に思い出してみましょう。
- R の文字から始めます。あなたが気づいた感情は何でも**認識**し，名前を付けます。たとえば，「悲しみ」「怒り」「傷つき」「きまり悪さ」です。あるいは，単に無感覚や無関心といった感じがあるだけかもしれません。ただ好奇心を持つようにしてください。
- 続いて A の文字に移ります，あなたが気づいたことを**受容**します。それを好きになる必要はありません。あなたが体験した事実をただ受け入れてください。特定の反応があったりなかったりしたことに対して，自分自身を批判せず，それを観察しましょう。その体験を新しい洞察力として歓迎しましょう。
- 次は I の文字です。もう少しあなたの体験を**調べましょう**。体の中に注意を向け，そこに存在するどんな感覚にも気づきましょう。ひょっ

としたら胸がいくらか緊張していたり，胃が締め付けられるようで
あったり，無気力感があったりするかもしれません。あなたの体から
あなたの感情を知りましょう。調べていくにつれて，何か付加的な思
考や反応に気づきますか。ことによるとそれは扱いにくい情動に対す
る反応，すなわち，その情動を抱いていることに対する怒りやきまり
悪さの感情でしょうか。起きているすべてのことを認識し受容し続け
ましょう。

- これを実施する際には，自分自身に優しく思いやりをもってくださ
い。もしこの練習が難しすぎたり辛すぎたりといった感じがしたとき
には，どの時点でも，注意を呼吸や他の心地よい，あるいはニュート
ラルな場所に移してください。戻る準備ができていると感じたときに
のみ，難しい場所に戻りましょう。

- 最後に，RAIN の N の文字です。困難な体験と**一体感を持たないこ
と**を練習してください。結局，それは単に反応や感覚の集合にすぎな
いのです。あなたがそれによって定義されることはありません。体験
をただじっと観察し，それとともにいることから学んでください。

- 終わるときには，困難な体験とともにいる勇気を持ったことに対し
て，自分自身に感謝の態度をとりましょう。たとえ情動や思考が強
かったり真実だと感じられたりしたとしても，それがあなたに対して
支配力をもつ必要はないということを知っておきましょう。マインド
フルにそれを心にとどめておくことが，あなたにはできるのです。

RAIN 練習についての補足説明

RAIN はネガティブな感情に対してよく用いられますが，どんな感情に
もこのステップを用いることができます。突然の興奮という感情を使って
RAIN を試してみましょう。

R＝興奮の瞬間を経験していることを認識しましょう。

A＝興奮しているということを受け入れ，もしそれが衝動的なら，そのこ
とを受け入れてください。

I＝身体感覚を探究してください。そこにあるどんな衝動や思考にも気づ
きましょう。もしかしたらあわただしい感じやうずく感覚があるかも

　　しれません。
　N＝主観的感情と自分を同一視しないようにしましょう。ただちにそれに
　　沿って行動せずに，興奮を観察できるものとしてみましょう。

　主観的感情が特に強くて扱いにくいときは，思考や感情を書きとめる（あ
るいは描く）ことを取り入れることができます。そのような表出によって，
一歩引くことができ，その経験の個人的な色彩が薄れるでしょう。

**Q：マインドフルネスを実践していると，あるときには，「少しの間思
考や感情に気づき，そして呼吸に戻りなさい」と言われます。別のと
きには，RAIN 練習のように，感情に焦点を当て，マインドフルにそれ
を「探究しなさい」と言われます。いつ何をするべきなのか，私はど
うやって知るのでしょうか。**

　マインドフルネスを初めて学ぶときには，これはわかりにくいことかもし
れません。初期の練習（Step 1〜3）では，1つの事柄，たとえば呼吸への
気づきということを目的にすることがよくあります。気を散らすもの，思
考，心配，主観的な感情，あるいはイメージが浮かんで私たちの注意を奪う
ときの教示は，その気を散らすものを短時間心に留めるか名前を付けて，そ
れから呼吸に注意を戻します。あなたは思考や感情に気づきますがそれには
かかわりを持たず，代わりに意図された錨（いかり）へと戻ります。そのような実践に
よって注意を集中することを訓練することができ，忙しく動揺した心の支配
力を弱めることができます。感情の力を緩めたり，もっと穏やかな気分にな
りたいときにはいつでも，Step 1〜3の練習（五感に波長を合わせること，
あるいは呼吸や体や音とともにいること）を活用してください。
　しかし，思考や感情が持続するときがあります。たとえば，あなたが瞑想
の練習をするために座って自身の呼吸に意識を戻し続けていても強い感情が
続くようなときです。あるいは日常生活で仕事に集中しようとしても，感情
に悩まし続けられるようなときです。これらのケースでは，気を散らすもの
にすべての注意を向け，それをもう少し探究することが役立ちます。ここで
RAIN 練習を用いることができます。それは，気を散らすものを正面から見
つめようと決めたかのようです。そのようなしつこいお客と一緒にいること
で多くのことを学ぶことは，よくあります。

　次のたとえ話について考えてみましょう。朝食時に新聞を読んでリラックスしている場面を想像してください。すると突然ズボンの裾やスカートが引っ張られるのに気づきます。幼い子どもがあなたに気にかけてもらいたいのです。あなたは新聞を読み続けたいので，その子どもに立ち去るようにジェスチャーするかもしれません。それは少しの間は効果があるかもしれませんが，すぐにまたもう一度，その後何度も何度も，引っ張られるのを感じます。そのような場合には，読むのをやめて，あなたの全注意をその子どもに向けるのが賢明でしょう。その子どもの存在を完全に認めるのです。その子どもが何を欲しているのか見てください。ときにはこの完全な承認によって子どもは満足し，ときには大切なメッセージをももたらしてくれます。

自分の情動に反応すること

　マインドフルネスは手強い情動を受け入れることに加え，巧みに情動を扱う基礎を形成します。たとえば，マインドフルネスを用いて情動的反応をただ観察するだけでも，自動的にポジティブな情動へのシフトを引き起こすことが可能です。心の空間を作るのです。その空間があれば，私たちはその瞬間に，次に何をしたいのかを決めることができます。次に示す例を考えてみましょう。

　ジェリーはいつもすぐかっとなる気性の持ち主です。過去には，その気性のせいで仕事を辞め，結婚生活が危うくなりました。彼の妻のエレンは，彼について，怒るとすぐに「0 から 100 に行く」とよく愚痴をこぼしていました。ジェリーは怒るとどこにいようとその怒りの反応に我を忘れ，大声を上げ口汚い言葉をつかったものでした。彼らがレストランで夕食を食べていたあるとき，ウエイターの対応がいくぶん遅かったため，ジェリーは罵りながらそのウエイターに食ってかかりました。このやりとりを見てエレンはきまり悪く，不快に感じました。その後ジェリーは冷静さを失ったことを後悔し，怒りを爆発させたことをエレンに謝りましたが，このようなエピソードのために二人の関係が損なわれていきました。ジェリーは，自分の情動を制御するのに役立つように，マインドフルネスのクラスを受けることに同意しました。そのコースの中頃，彼は初めて自分自身をとらえ，「なぜ私は悪態をついているのか」と問いかける瞬間を体験したと，グループの人たちに話しました。それは彼が初めて，自身の極端な反応に，完全に没頭してそれに駆り立てられるということなく，その反応に気づいた瞬間でした。

　マインドフルネスによって作られた空間は，以下の質問を自分自身に対して問う機会を与えてくれます。

- 私はその感情とともにいたいのか，それともそれを弱めるために何かをするのか
- 私はその感情を無視するのか（あるいはそれを誘発した人を無視するのか）
- 私は反応するのか
- もし反応するなら，いつ，どのように反応するのか

　情動に対するマインドフルな反応には，慈しみの実践とともに自己に対する思いやり，忍耐，意思といった態度が含まれるかもしれません。フォーマルな練習をしているときや，日常生活の中で使えるときに，これらの反応をより注意深く見てみましょう。

探究　6.3

慈しみの瞑想（CD track 8；7分）

　ADHD は，ときに，多くの情動的な痛み，羞恥，悲嘆，絶望を引き起こすことがあります。慈しみの瞑想はこれらのつらい感情を変えるのに役立ち，自身に対して思いやりがある支持的な態度を作り出します。この実践であなたは，自分自身や他者に対し幸福を願う言葉を送ります。最初に「自分がこの実践を行うことは難しいか，それともやさしいか？」と問いかけてみて，現在あなたがもっている自分自身との関係性に気づく練習をしてもよいでしょう。

- 楽な姿勢で座ってください。数回深く呼吸し，体をリラックスさせましょう。
- この練習では，自分自身や他人に対する友情，愛情，優しさ，慈しみといったようなポジティブな情動を育むよう促されます。これはいつもたやすいこととは限りませんし，最初は少し不自然な感じがするかもしれません。この練習をしている間にあなたに起きることに素直に心を開き，瞬間，瞬間の体験に気づきましょう。

- あなたの人生の中で，愛情や温かさといった感情を感じさせてくれる人物を心に思い描いてください。それは子どもであったり，大事な人であったり，あるいはペットであったりすることさえあります。その人物があなたの目の前に立っている場面を想像してください。
- その人物を思い浮かべるとどのように感じるか気づきましょう。幸福な気持ちであったり，体に感じる温かさであったり，ほほ笑みであったり，心を開く感覚であったりするかもしれません。この感情が慈しみ──すなわち思いやりと友情の気持ちなのです。
- 愛する人物（ペット）を想像しながら，静かにその人の幸福やウェル・ビーイングを願うことができるか確かめてみましょう。たとえば「あなたが幸せでありますように，あなたが無事でありますように，健康で楽に生きられますように」といった言葉を使ってもよいでしょう。もしくは，愛情や優しさを表すあなた自身の表現を考え出してもよいでしょう。
- 幸福を願う言葉を穏やかに数回繰り返しましょう。そうしている間，あなたの体がどのように感じるか気づき続けましょう。
- どの時点でも，あなたの注意がさまよってしまっていると気がついたら，穏やかに注意を引き戻し，再開しましょう。
- ここで，慈しみの願いの言葉を自分自身に広げることができるかどうか試してみましょう。「私が幸せでありますように，私が無事でありますように，私が健康で楽に生きられますように。私がありのままの自分を受け入れられますように」といった言葉を繰り返してもよいでしょう。あるいは，自分自身の言葉を使ってもよいでしょう。
- 思いやりのある願いの言葉を自分自身に拡大するとどのような感じがするか気づきましょう。何も感じていないとか，慈しみとは異なることを感じていることに気づいたなら，それに好奇心を持ちましょう。あなたの思考と体に生じていることに気づいてください。どのようなものであっても，あなたはこの経験から学ぶことができます。
- 伝統的に，慈しみは段階的に広げられます。それはまず自分自身から始まり，自分の愛する人たちに対して，ニュートラルな感じを持つ人たちに対して，敵だと見なす人たちに対して，そして生きとし生けるものにまで広げていきます。
- 生活の中で，あなたが慈しみの心を他者へ送ることができるかどうか

見てみましょう。心を開いて，あらゆる方向に――あなたが大切にしている人に対して，ニュートラルもしくは知らない人に対して，苦しんでいる人に対して――慈しみを広げることを想像してください。「生きとし生けるものが幸せでありますように。生きとし生けるものが無事で，健康でそして楽に生きられますように。生きとし生けるものが自分自身や他者に対し思いやりを持ち，優しくありますように。生きとし生けるものが喜びや幸福感を経験しますように」といったことを考えながら，その人たちに接してください。

- あなたが苦手に感じている人たちや何らかの形であなたを傷つけてきた人たちに，慈しみを広げることができるか確認してください。あなたに何が起きるのか見てみましょう。そしてそのような願いの言葉を届ける用意ができているかどうか，観察してください。

生きとし生けるものが幸せでありますように。生きとし生けるものが無事で，健康でそして楽に生きられますように。生きとし生けるものが自分自身や他者に対し思いやりを持ち，優しくありますように。生きとし生けるものが喜びや幸福感を経験しますように。

慈しみの練習における注意点

　所定の慈しみの言葉を覚えておくことが難しければ，あなたが覚えやすい自身の言葉を考え出してください。その言葉は「あなたが幸せで健康でありますように」くらいの短いものでもよいのです。この瞑想では，言葉の代わりにイメージを使ってもかまいません。たとえば慈しみがあなたの心から現れ，他の人に触れる暖かい光であると想像するのです。

　もしあなたが，あなた自身に気遣いや優しさの気持ちを向けるのが難しければ，あなたの子どものころの写真を見つけ，その子どもへ愛情や優しさを願う言葉を述べる練習をしてみましょう。このようにしてこの練習をすることで自分自身がどう感じるか，気づいてください。

　自分自身に優しさの感情を向けるために他の人の助けを必要とする人もいます。気遣ってくれる友達，配偶者，セラピストを持つことが助けになることがあります。あなたを気にかけてくれる人があなたに幸運を祈る言葉を送っているところを，試しに想像してみてください（もしあなたが信仰心を

持っているのであれば，この瞑想の間に，神，大いなる力あるいは森羅万象
について，そしてその信仰の拠り所から受ける愛について考えることが手助
けとなるかもしれません）。

　何らかの形であなたを傷つけてきた人たちに対して慈しみの心を届けるの
は困難であることを，心に留めておいてください。まずその人が引き起こし
た怒りや悲しみを自分自身が経験するのにまかせなければならないかもしれ
ません。たとえ難しくても，準備ができていると感じれば，その人たちに対
して慈しみの心を実践してください。このような練習によって，心がネガ
ティブな気持ちから解放されることがよくあります。

**Q：私はときどき，自分がとてもつらい気持ちを抱えながら時間を過
ごす以外ないと考えることがあります。私は気分が悪く，つらすぎて
呼吸をしたり自分の感情を観察したりすることができません。私はその
瞬間その場で気分が良くなりたいのです。どうしたらよいでしょうか。**

　ネガティブな感情がとても強くなるときはあります。弁証法的行動療法で
は，その強さを和らげる有効な方策（いわゆる苦悩耐性スキル）[4] を提案して
います。ここで，弁証法的行動療法で使われるいくつかのツールを示します。

- **気晴らしをすること**。楽しめることをしてください。何かほかのこと
  で忙しくすること（たとえば，他人を助けるなど）や強い感覚を伴う
  ことをすること（冷たいシャワーを浴びる，香辛料の効いた食べ物を
  食べる，強い香りを嗅ぐなどのような）によって，つらい状況をあな
  たの心から追い出してください。
- **自分の体のケアをすること**。たとえば，もし体の具合が悪いところが
  あるなら，必ず適切な治療を受けてください。必ず適切な食事をと
  り，ぐっすり眠り，運動し，情動を過度に強める可能性のある薬物や
  アルコールの乱用を避けるようにしてください。
- **あなたを慰め，リラックスさせることを行うこと**。たとえば，配偶者
  や友達に電話をする，ペットと過ごす，落ち着くイメージを使う，励
  みになる本を読む，祈る，日記に書く，休暇を取る，などのことがで
  きます。

コンパッション，忍耐，許しそして意思の力

　毎日の生活のなかで，自分自身や他者に対する慈しみや忍耐そして許しを持つ決心を意識的に行えば，ネガティブな強い感情が起こる瞬間を変えることができます。その例をいくつかここに示します。

セルフ・コンパッション

　バーブは経験豊富な教育者でADHDと診断されています。彼女はオンライン雑誌のインタビューを受けるように頼まれました。インタビューは録音された後に文字起こしされることになっていました。インタビューの前に彼女は緊張し，うまく対応できるかは疑わしいと思っていました。それにもかかわらず，彼女は記者からの電話に応じ，質問に答えるためにできるだけのことをしました。

　数週間後にインタビューの記録がオンライン上に公開されました。彼女はそれを読むなり，すぐに当惑して恥ずかしい気持ちになりました。書き起こされた記事は，いかに彼女が1つの話題から次の話題へと飛ぶ傾向にあるかを示していました。彼女の答えのいくつかは，質問に沿って始まってはいましたが，その後，他の関係のない話題へと逸れていて，記者が2，3回同じ質問を繰り返さなければなりませんでした。また，区切りなく話し続けたり，繰り返し話したりもしていました。バーブは読むのをやめ，ノートパソコンを閉じなくてはなりませんでした。彼女は，愚かなさらし者のように感じました。

　彼女は動揺し，吐き気を感じながらリビングの中を行ったり来たりし始めました。「生徒がこの文章をみてどう思うだろう」と彼女は思いました。彼女は自分がそのように能力に欠けることに腹を立て始めました。しかしその後，彼女はそのような瞬間に，自分自身への慈しみを実践することを思い出しました。彼女は心の中で自分自身に問いかけました。「いま私は自分自身へ思いやりを持てるだろうか。私はADHDの心の働き方について思いやりを持てるだろうか」。

　彼女は変化を感じました。自分自身に対する羞恥や怒りが弱まり，緊張した筋肉も緩みました。彼女は数分間，簡単な慈しみの実践も行い，「私は大丈夫かもしれない，自分自身をただありのままに受け入れてもいいですか」と，自分の呼吸に集中しながら，数回心の中で繰り返しました。これは強いネガティブな感情を中和し，状況から距離を置く手助けとなりました。彼女はインタビューの結果には幸せを感じませんでしたが，もはやそのことで自分を責めることはありませんでした。彼女はその後インタビュー記事に戻ることができ，強いネガティブな

反応をもたずに，インタビューの記述を読み終えることができました。彼女のインタビュー記事には ADHD 様の混乱が明らかに見受けられましたが，それでも，それには他の人々に対して有益な情報が含まれていることを，彼女は評価することができたのです。

> **自分への慈しみか自尊感情か：研究は，自分への慈しみを持つことは，高い自尊感情を持つことに比べて重要であるという結果を示しています。自分への慈しみは，毎日の生活の中で感じるネガティブな気持ちの緩衝材になるだけでなく，ネガティブな情動に圧倒されることなくネガティブな出来事の中での自分の役割を認める手助けにもなる，ということもまた明らかになってきています[5]。**

忍耐

　ジェフは ADHD をもつ成人です。彼は 11 歳の息子パトリックに学校へ行く支度をさせるときに，たびたびストレスを感じいら立っていました。パトリックもまた ADHD をもっていて，家を出るのが難しいことがあります。彼は動きが遅いことが多く，いつも学校の用具があちこちに散らばっていて，靴やコートがどこにあるのかもほとんどの場合わかりません。前の晩に準備する方法は役に立っていますが，朝になるといまだに混乱することが多く，父親を待たせてしまいます。しかし，ジェフは朝の混乱時に深く呼吸をし，パトリックと自分自身に対する忍耐と慈しみを実践することを学びました。ジェフはまた，緊張し，腹が立ち，我慢できないと感じ始めるといつでも，「私の動揺と切迫感は必要だろうか。今，パトリックと彼の ADHD に対して共感できるか。自分自身に対しても慈しみの心を持つことができるか」と自分自身に問いかけます。

　忍耐の態度と関係するのは自制を働かせる能力です。忍耐と自制はともに，衝動的行動への対抗手段でもあります。たとえば，私の患者の一人は，買い物するのに 24 時間待つ方針を取っています。彼や家族の誰かが店でわくわくするものを見つけたとき，実際に購入するまで 24 時間待たなければならないのです。その間に彼らの最初の情動はド火になることが多く，購入決定をより理性的なやり方で行うことができるようになります。

許し

　「私は自分自身を許すようになって初めて，本当に ADHD に対処することが

できるようになりました」。この驚くべき発言をしたのは，魅力的で快活な 40 代
の女性，ルイーズでした。彼女は上品で優雅，エネルギーと魅力にあふれていま
した。どうして彼女は自分自身を許さなくてはならないのか疑問に思いました。
彼女は説明します。「私の人生を振り返ると，自分なりの方法で理解していたこ
とがありました。私は物事に過度に反応したり，状況を誤解したり，問題に関与
していることに目をむけなかったりしました。私は，神経過敏，自信満々で，と
きには他人の意見を押しのける傾向がありました。またパーティーではひょうき
ん者で，人気者になりがちでしたが，せっかくの機会に友人たちのためにつくす
ことができないでいたのです」。それでも彼女は，後悔の一覧表を一つずつ検討
していくうちに，自分自身を受け入れ許す気持ちになってきました。彼女はこう
言いました。「このことを受け入れるまでに長い時間がかかりました。しかし自
分自身を許すことで，今までに経験したことがないほどに穏やかになることがで
きています。そのおかげで，私は変わることができました」。

困難な感情を経験しようとする意思

　キャシーはアメリカの東海岸で育ちましたが，大学在学中は西の方にひっこし
ました。彼女は最終的にロサンゼルスに住むようになり，一方肉親のほとんどは
東部の方にそのまま住んでいました。キャシーは家族を定期的に訪問し，家族は
そのことに感謝していましたが，反対に家族がキャシーを訪問することは一度も
ありませんでした。

　ある夏，ようやく彼女の弟のポールが彼女のもとを訪れると約束しました。
キャシーはそれをとても楽しみにして，彼女が自らの手で築いてきた生活を彼に
見せたいと思いました。彼女は弟の訪問に備えてその年の 8 月に仕事の休暇をと
り，町のまわりのいくつかの場所に彼を連れて行く計画を立てました。

　8 月に入ると，ポールが電話をかけてきて，結局訪問するつもりはないとキャ
シーに話しました。代わりに彼は家族とフロリダへ旅行をする計画を立てていま
した。その知らせを聞いてキャシーはポールに，「わかったわ，用事を片付ける
のに休暇は使うから」と言いました。まるでプランの変更が気にならないかのよ
うに，彼女は無関心にやり過ごしました。電話を切ったときは，「まぁ，仕方
ないか」と彼女は思いました。

　その夜遅く，キャシーは弟に対する「失望」と「怒り」の感情が高まっていく
のを感じました。彼女は「柔軟性があり」「強い」ことを好んでいたので，普段
はネガティブな情動は追い払っていました。しかしこのときはマインドフルネス

を使って，あえてその情動を感じてみました。彼女は，決して訪れることのない
家族のことを考えながら，失望と怒りの情動が湧き上がり，砕け，傷ついた気持
ちに取って代わるのを観察しました。彼女は心の痛みから逃げようとする強い衝
動に気づきましたが，その感情とともにいる決心をしました。彼女の目には涙が
こみ上げ，胸に重苦しさを感じました。彼女は自分が泣くことを許しました。自
分がいつも東部に行こうと努力をしてきたことにどんなにうんざりしているの
か，家族が自分を訪ねてきてくれることをどんなに望んでいるのかに気づきまし
た。彼女は翌日ポールに電話をして，自分の気持ちを話すことにしました。

　今まで回避してきた気持ちを感じることを初めて許したとき，子どもが生々し
くむき出しの気持ちを表出するかのように，それがとても強いかもしれないこと
に気づくことは重要です。大人として，そのような気持ちを持つことを恥ずかし
いと感じるかもしれませんが，それをより良い情動の制御を発達させる中間段階
と見なすことが重要です。あなたが怒りを表現するのを避けてきたなら，初めて
自分自身がそれを感じることを許したとき，その情動はとても弱いかとても強い
かのどちらかでしょう。あなたが怒りながらコミュニケーションをしようとする
と，ぎこちなかったり，過度に反応し過ぎてしまったりするかもしれません。こ
の過程の間はずっと，あなた自身に我慢強くなることが重要です。マインドフル
ネスを用いて情動を経験することを許し続けていると，ほとんどの場合，この困
難さは改善されてきます。——そして何を言うべきか，何をするべきかが自然に
はっきりしてきます。

情動のままに行動することをやめる意志

　イアンはオフィスでの長い一日を終えて家に帰るところでした。彼は車に乗っ
て駐車場の出口に向かいましたが，出口は別の車にふさがれていました。その車
内にいた女性は訪問客であり，間違った出口に向かってしまったのでした。彼女
の車の後ろに車の列ができていて，イアンは渋滞が解消するまで待たなければな
らないことに気づきました。彼は緊張し始め，怒りが急速に高まっていくのを感
じました。普段であれば彼は悪態をつき始め，クラクションに拳を置いていま
した。しかしこのときは「過剰に反応するな」と自分に言い聞かせ，マインド
フルネスを用いてその激しい怒りを観察することに決めました。彼は数回呼吸
をし，自分の感情に名前を付けました。——「激怒，激怒，激怒，激怒」——
と感情が少し拡散するのを感じるまで行いました。彼は，激怒から怒りといらだ
ちへと和らいでいく，自分の反応の変化に気づきました。彼は「怒り，怒り，怒

り」と名前を付け，その後にまた「いらだち，いらだち，いらだち」と気づくままに呼び続けました。情動反応をマインドフルに気づいていることや，言葉を使ってその反応に名前を付けることは，状況に反応して怒りにまかせて衝動的に行動したくなる気持ちを上手に発散する助けになりました。彼は緊張がほぐれたのを感じて，「自制心を失う」ことがなかったことを誇らしく思いました。

　「私は正しくて，あなたは間違っている」とか「私はこう感じる権利がある」といった考えによって特定の情動を満足させる習慣が刺激されるかもしれません。こうした主張は正しいかもしれませんが，ときにネガティブな情動を過剰にあおってしまうことがあります。強すぎる気持ちから一歩下がる意志を持つことが，困難な状況に対処するのに役立つ可能性があります。親密な関係では，こうした意志によってコミュニケーションが促され，問題解決が進む可能性があります。

ポジティブな情動

　ポジティブな情動を培うことによって，ストレスの負担とネガティブな情動を和らげることができます。比較的新しい分野であるポジティブ心理学によって，私たちの人生において感謝や喜びのようなポジティブな感情が重要な役割を果たしていることが強調されるようになってきました。

ポジティブ心理学

　ポジティブな情動には多くの利点があることが，研究から明らかになっています。たとえば，

- 人々はポジティブな気分になっているときに，より創造的に，また洞察力をもって問題を解決できるようになります。ポジティブな気分は脳の注意と認知の制御領域を調節すると思われ，人が新しい解決策を見つけ出す能力を高める可能性があります[6]。
- 感謝の実践は，日々の出来事を振り返り，他の人の手助けやその日のポジティブな出来事を喜び感謝するもので，憂うつな気分を和らげ，喜びやウェル・ビーイングを高めることが示されてきています[7]。
- カトリック修道女に関する古典的な研究は，彼女たちが20代のときに書いた文書の中に表現された喜び，愛，希望の量が彼女たちの寿命

> を予測することを明らかにしています。より高いレベルのポジティブ
> な表現をした人は，そのレベルが低い人よりも平均して 10 年長く生
> きたのです[8]。

　一般に，ポジティブな情動体験はウェル・ビーイングや活力をもたらします。
生活の中でポジティブな情動を増やすための提案が，いくつかあります。

- 時間を取ってあなたの個人的な強みの一覧表を作成してください。ADHD
  の場合，ネガティブな症状や苦悩の部分を非常に重視するので，優れている
  部分を見直すことが重要です。何か簡単に思いつきませんか？　あなたが誇
  りに思っている資質は何でしょうか？　あなたの強みや良い点を列挙したと
  きにどのように感じるかに注意してください。ポジティブな視点から自分を
  見るのは簡単でしょうか，それとも難しいでしょうか？　自分が躊躇してい
  ると感じたら，自分の強みを挙げることを手伝ってほしいと友人に頼んでく
  ださい。あなたが強みを持ち，それらに対する誇りと感謝の気持ちを積極的
  に引き出す練習をしましょう。
- 成功している ADHD をもつ成人の話や本を探し出しましょう。これらは希
  望をもたらし，ADHD に対処するための創造的な解決策が明らかになるこ
  とがあります。これらは，あなた自身の ADHD を新しい，ポジティブな方
  法で捉えなおすのに役立つ可能性があります。
- 毎日の終わりに感謝を実践してください。つらいときにはあなたの問題のポ
  ジティブな意味を探してください。たとえば，あなたの試練の時期に身につ
  けたレジリエンスや教訓に対して感謝することなどです。
- スケジュールややることリストを作成するときに，遊びや息抜きの時間を付
  け加えてください。仕事がたまっていて休暇を取ることが難しい場合には，
  エネルギーを補充し仕事に戻ったときにより力を発揮できる生産的な方法と
  して休暇を捉えてみましょう。遊ぶ時間もまた創造的な洞察につながる可能
  性があることを覚えておいてください。
- 日々，笑いとユーモアを使ってください。──特に，あなたの ADHD に対
  処するときに。ほんやりしていて冷蔵庫に料理本をいれてしまったとき，そ
  れどころかチケットをコンサートに持っていくのを忘れてしまったときだっ
  て，笑うしかないでしょう。ADHD に関するユーモアのある話をオンライ
  ン，書籍の中，ADHD 関連の会議や集会で，探し出しましょう。

実践のために推奨されるリマインダー

● 思考や感情が強い時やつらいときは RAIN のステップを使用してください。

R＝認識する
A＝受け入れる
I＝調べる
N＝同一化しない
RAIN のステップをあなたがよく見る場所に貼ってください。

● 慈しみの願いの言葉を掲示してください。

私が幸せでありますように,
私が苦しみから解放されますように,
私が無事でありますように,
私が穏やかでくつろいでいられますように,
私が喜びを見つけられますように,
私が健康で丈夫でありますように,
私が自分自身をありのままに受け入れられますように,
私が……。

早わかりステップ 6

正式な実践

● 青空の瞑想のような開かれた気づきへの瞑想を 10 分間（またはそれ以上）毎日行ってください。扱いづらい思考や情動に気づいた場合は,RAIN で行ったようにマインドフルネスを用いてそれらを探究してください。
● あるいは, 毎日 10 分の慈しみの瞑想を行ってください。

日々の生活におけるマインドフルな気づき

● 日常生活における, 心地よい／不快な／ニュートラルな感覚に気づいてください。次の表はあなたの感情を観察し名前を付けるのに役立つかもしれませ

ん[9]。また自分が普段どの情動をよく感じるのか，それともめったに感じないのか，あるいは，それほどつらくないのか，それともつらいのか，を検討するために使うこともできます。

情動のタイプ	具体例
ネガティブで強力	怒り，いらだち，軽蔑，痛み，嫌悪，立腹
ネガティブで制御されていない	不安，困惑，恐怖，無力感，心配
ネガティブな思考	疑念，羨望，欲求不満，罪悪感，恥
ネガティブで受動的	退屈，絶望，落胆，傷つき，悲しみ
動揺	ストレス，ショック，緊張
ポジティブで活気に満ちている	楽しみ，大喜び，意気揚々，興奮，幸福，歓喜，喜び
思いやりのある	愛情，共感，友情，愛
ポジティブな思考	勇気，希望，誇り，満足，信用
静かでポジティブ	平穏な，満足している，くつろいだ，ほっとした，おちついた
反応性	興味，礼儀正しさ，驚き

- 日常生活における情動への気づきを高めるために，STOP または RAIN の実践を行いましょう。
- 扱いづらい情動を経験しているときはいつでも，手を休めて慈しみの瞑想をしましょう。
- 日常生活で，セルフ・コンパッション，許し，忍耐，そして意欲の態度を実践しましょう。
- ユーモア，遊び心，感謝などを含むポジティブな情動を増やしましょう。毎日，あなたが感謝する1つから3つのことを記録する感謝の日記をつけてみましょう。

STEP 7　上手なコミュニケーション

マインドフルな聴き方と話し方

　ジョアンはいつもエネルギッシュで神経を張りつめています。妹のモリーは，彼女のことを「そばにいづらい（人）」と評します。モリーは言います。「ジョアンとは，ちょっとした簡単な会話をすることさえ難しいんです。よく話を遮るし，すぐに感情的になります。彼女はまるで，絶えず自分の正しさを証明しなければいけないみたいなんです。それからジョアンはたくさん質問をしてくるのですが，私にはとても迷惑で，挑戦的だと思えます。でもジョアンは『ちょっと興味があるから』って言うんです。一時は，ジョアンの上司でさえ，彼女に質問が多すぎると伝えていたほどなんですよ」。私たちがジョアンと会ったとき，私はこのことをジョアンに訊ねてみました。するとジョアンからは簡単な返事が返ってきました。「私の上司って失礼なんです」。彼女には，問題がみえていなかったのです。

　コミュニケーションやソーシャルスキルの困難さは，ADHD をもつ子どもによくみられ，大人になるまで続くことがあります。たとえば会話を邪魔したり，話を聴かなかったりするような"落とし穴"は，ADHD によくあることで，診断に使われます。また明瞭で直接的，そして**適切な**形で自分の考えを伝えるのが難しいことが多く，衝動的にあるいは感情に任せて話したり議論したりして，他の人に不快な思いをさせます。ADHD をもつ成人が取り組む必要があることとしていつも認識されているわけではありませんが，これらの問題は欲求不満や誤解された感じ，あるいは孤独感につながることがあります。パートナーの一方または双方が ADHD をもっているときの結婚でも，強い葛藤やストレス状態，離婚歴がよく見受けられます。

　このステップでは，マインドフルなコミュニケーションに焦点を当てます。ここでは自分自身のコミュニケーションスタイルを観察し，マインドフルな聴き方と話し方を練習しましょう。

ADHD とよくみられるコミュニケーションの「落とし穴」

あなたは，自分のコミュニケーションが他の人からどのように受け止められているのか，気づいていないかもしれません。下のリストは，ADHD の人によくみられるコミュニケーション上の問題です。評価をしない姿勢で目を通して，自分に当てはまるものにチェックをしてください。また，配偶者や家族，友達からはどう見えるのか，意見を聞いてみてください。

注意の欠如のために引き起こされる可能性があること
- ☐ 会話の一部を無視する
- ☐ 話を聴いていないと言われる
- ☐ 言われたことを忘れる
- ☐ 会話中に混乱する

衝動性のために引き起こされる可能性があること
- ☐ 話の邪魔をする
- ☐ 会話中にイライラする
- ☐ 話しすぎる
- ☐ 大声で話してしまう
- ☐ うっかり口走る
- ☐ 後で後悔するようなことを言う

実行機能の困難のために引き起こされる可能性があること
- ☐ 話題から外れる傾向
- ☐ 会話において詳細すぎる部分まで伝える（たとえば，素早い回答が求められているのに，長々と話してしまう）
- ☐ 繰り返す
- ☐ 同じことなのに違う表現で言う
- ☐ 1つの話題から別の話題にとぶ
- ☐ コミュニケーションにまとまりがないために，聞き手を困惑させ，迷わせる

感情制御の問題や自尊感情の低さのために引き起こされる可能性があること
- ☐ 感情があふれているが，それを言語表現できない

☐　過度の怒り

☐　批判に対し，過度に神経質になる

☐　過度に愛想良くしようとする――断ったり反対したりするのに苦労する――

☐　反抗的――肯定したり賛成したりするのに苦労する――

自分自身のコミュニケーションを観察する

　あなたの毎日の会話について考えてみましょう。何度も話の内容や言葉の流れを追ってみると，会話を一種の線の動きのようなものとしてイメージできるでしょう。それらの線は，ADHD をもつ人とそうでない人とでは大きな違いがあります。次の例はその違いを示しています。線が二人の応答の流れを表しています。

ジムという ADHD をもつ成人との会話

医者：新しい仕事はどうですか？

ジム：最初の日そこへ着いたら，オリエンテーションをしてくれた女性があまりにのろまで退屈だったから，私は心臓が飛び出るほど驚きました。席を外して，コーヒーを飲まなければならなかったほどです。ご存じのように，最近私はよくコーヒーを飲むんですが，それが刺激薬が効いていないからかどうかは，よくわかりません。私は朝1杯のエスプレッソで1日をスタートさせますが，たいてい少なくとももう2杯はその日のうちに飲んでいます。でも減らしたいんです。一般的に，もっと運動して体に良い食事をするように心がけています。妻は私に体重を落としてほしいと言います。

医者：それで仕事の話に戻りますが，そこではどうなのですか？

ロバートという ADHD をもたない成人との会話

医者：新しい仕事はどうですか？

ロバート：いいですよ。まだ新しい日課になれているところですが，全体的に気に入っています。

　ジムは自身の応答が話題からどれほどずれたのかに気づいていませんでした。話がずれていることにもっと早く気づくことができたり，元の質問を覚えていようと意識的にコントロールできていたりしていれば，彼は自己修正できたでしょ

う。この能力はマインドフルネスの実践を通じて向上させることができます。

探究 7.1

話すときの STOP

　何にでも使える STOP は，あなたの会話に対する気づきをより向上させ，言葉の流れを導くのに役立ちます。話をするときあなたの一部が隣に立っていて，興味深くあなたのやりとりを監視している，と想像しましょう。

S：立ち止まり，自動操縦の状態から解放される

T：**マインドフルな呼吸**をする

O：どのように会話が進んでいて，その過程のどこにあなたがいるのかを観察する。次のような自問自答をしてもよい
　　○ 私の注意はどこにあるか？
　　○ 話し手や元の質問や話題に集中しているだろうか？
　　○ 体はリラックスしているか？　それとも緊張しているか？
　　○ 話しているとき，内側にある考えや感覚に気づいているか？
　　○ 今この時点で私はどんな態度をとっているのか？（決めつけている？　それとも決めつけていない？）
　　○ ほかの人が話しているとき，遮りたい衝動はないか？

P：続ける。そのままの状態を続けるか？　あるいは経験を修正して続けるか？
　　○ 気が散ったときは，もう一度話し手に集中しよう。
　　○ 話題から離れたり話が広がりすぎたりしているなら，元の話題に戻ろう。
　　○ 緊張しているのなら，体をリラックスさせよう。
　　○ 敏感だと感じる，あるいは感情的になりすぎていると感じたら，その感情に名前を付けて，体と心を落ち着かせるために，深呼吸をしてみよう。そうすれば，あなたがどのように感じているか，たとえば，「このことについて話すとき，自分は混乱する」というようなことを，他の人に知らせるのに役立つ。

　　　◦もし自分が価値的判断になっていると感じたら，価値的判断では
　　　　ない態度や口調を取り入れてみよう。
　　　◦（他者の会話に）割り込みがちになっていたり，あるいは割り込
　　　　みたい衝動に駆られたりしたときは，そのことに気づいて，そう
　　　　した反応を抑えるようにしよう。

あなたの会話を観察する際の注意

　たとえば友だちと話す，上司と話すといったさまざまな社会状況でSTOP
を使いましょう。それぞれの状況において，自分自身または自分のコミュニ
ケーションがどのようであるか，その違いに好奇心を向けてみましょう。

　会話中にぼんやりしていることに気づいたときには，今言ったことを繰り
返してもらうように，相手に頼んでみましょう。正直になってください。つ
まり相手の言ったことを知っているふりをしないでください。親しい間柄の
人なら，ADHDのために心がさまよっていたことを伝えるのもよいでしょ
う。たいていの場合，人はもう一度言うことを厭いはしないでしょうし，あ
なたが本当に話をよく聴こうとしていることをほめるでしょう。

　常に注意を怠らず集中するのに役立つ方略を活用しましょう。たとえば，
体を動かしたり，背筋を伸ばしたりして，相手の眼に集中しなおしてみま
しょう。あるいは，自分の刺激になるが目立たないような方法も使ってみま
しょう。たとえば，つま先を小刻みに動かしたり，クリップをもて遊んでみ
たり，こっそりいたずら書きをしたりするのです。後者は，落ち着かないた
めに話を聴くのが困難なときに役立ちます。

　ときどき，相手に向き合って今ここにいるという意思を再確認しましょう。
本物の傾聴は，お互いに提供しあえる贈り物であることを思い出してください。

批判に対する過敏性をチェックする

　ADHDをもつ成人は，情動面の過敏性が報告されることが多く，批判に対す
る過敏さが認められることがあります。後者は，特に，会話の中でADHDをも
つ成人を過剰反応させたりすぐに防衛的にさせたりしてしまうために，コミュニ
ケーションの妨げになることがあります。そして一旦否定的な感情が引き起こさ
れると，感情を制御したり，それを弱めたりすることが難しくなります。ですか
ら，自分のコミュニケーションを観察する際は，新たな好奇心とともに，フィー

ドバックや批判を受けた事実に気づき，自分の典型的な反応を研究するようにしましょう。

次のことをチェックしてみましょう。

- すぐに批判を忘れますか？
- 強い傷つきや怒りはありますか？
- 恥ずかしさや「気分の落ち込み」はありますか？
- 自分に「私は過敏すぎるんだ」と言い聞かせていますか？
- 相手をすぐに非難したり，「嫌なやつ」などと思ったりしますか？

距離をおいて自分の反応に気づく練習をしたり，過敏性に対処する方略を使ったりしましょう。

たとえば，

- もし強い苦痛や恥ずかしさが生じたら，自分への慈しみを実践しましょう。それによってあなたは「私にとって，批判に耳を傾けることは辛いことなんだ」と思い起こすことができるようにもなります。
- 批判されたことによって，自分自身に対する批判的な，あるいは否定的な考えが生じたときには，マインドフルにそれらの思考を観察しましょう。たとえば，「私は失敗者だ」というような考えに気づいたなら，それが単なる考えにすぎないということを思い出しましょう。そのような決めつける思考から距離を置くために，青空と雲のたとえを思い浮かべてみましょう。そしてまた，たとえその批判が本当だとしても，自分を受け入れることを練習しましょう。「まさにこの瞬間でさえも，私自身を受け入れられているか？」と問いかけましょう。批判はあなたの価値観を貶めるものではないことを覚えておいてください。あなたは批判を客観的に見て，そこから学べばよいのです。
- もしもあなたがすぐに批判を退ける傾向があるなら，心を開いて批判について熟考しましょう。その批判にはいくばくかの真理が含まれていますか？有益なものは受け取りましょう。その批判が的中しているかどうかを評価する参考のために，他の人たちに意見を聴いてみましょう。
- 最後に，批判へのあなたの反応が，誰がその批判をしたかによって違ってくるかどうかに目を向けましょう。そのような選択的な過敏さは，別の何か（たとえばかつての失望や怒りのようなもの）がその関係性に支障をもたら

している可能性があります。

人間関係におけるコミュニケーション

　人間関係において，コミュニケーションは重要な役割を果たします。そして
ADHD をもつ成人は，この領域で困ることがよくあります。ADHD に関連した
コミュニケーション上の問題は，特に，もしその行動が意図的であるとか，配慮
がないためであると受け取られると，パートナーや同僚，あるいは友人との間に
緊張状態をつくり出し，感情を傷つける可能性があります。さらに，感情の対処
に問題があったり反抗的な傾向があったりする ADHD をもつ成人は，すぐカッ
となり，高頻度で他者を非難し，あるいは会話のなかで防衛的になるかもしれま
せん。いい加減さ，遅刻，遂行困難もまた，他の人にとって争点であり不満のポ
イントになります。繰り返し変わるように求められているが改善が認められない
場合は特にそうです。最後に，ADHD は感情やニーズを認識したり表現したり
することの妨げにもなることがあるので，本当に親密な恋愛関係をもつことは難
しいかもしれません。このセクションでは他者とのより良いコミュニケーション
を育むマインドフルな練習や見方について考えます。

探究　7.2

マインドフルな聴き方と話し方

　この練習では，ゆっくり話したり交互に会話したりします。この練習は，
通常二人一組で行われ，今以上にコミュニケーションの能力を伸ばしたいと
思っている恋人たちにとって良い練習になります。

- パートナーと向かい合って座って，始めましょう。リラックスした，
  そして受容的な態度（たとえば，わずかに前かがみになり，腕を組む
  のをやめる）を練習し，自然に何度も視線を合わせましょう。
- お互いにとって有意義な，あるいは問題となりやすい，もしくはその
  両方である 1 つの話題（たとえば今年は休暇にどこに行こうか？とい
  うような話題）を取り上げましょう。
- まず 30 秒間，二人のうち片方が単独で話し手となり，もう一方の人
  が単独で聴き手になりましょう。そして交替しましょう。このやり方

で 5 分か 10 分間，あるいはその話題に飽きるまで，話し手役と聴き
手役を交互に代わって行ってみましょう。もし 30 秒という間隔を維
持するのが難しいときにはタイマーを使いましょう。これは時間を意
識することの良い練習にもなります。

マインドフルに聴くときは――十分に聴こう
- 十分に注意を向けて聴きましょう。
- 話を遮ったりフィードバックしたくなったりする衝動を抑えましょ
  う。
- 心を開いて，共感的になるようにして，評価的にはならないような練
  習をしましょう。
- 呼吸しながら体をリラックスさせて，続けましょう。

マインドフルに話すときは――意識しながら話そう
- 注意深く言葉を選んで，普段よりもゆっくり話すようにしましょう。
- 心から話す練習をしましょう。正直に，率直に，弱みを隠さず，話す
  ようにしてください。
- 呼吸しながら体をリラックスさせ，続けましょう。

攻撃的でないコミュニケーション

　マインドフルなコミュニケーションのための別の手段としては，心理学者
の Marshall Rosenberg が開発した，いわゆる「攻撃的でない（思いやりの
ある）コミュニケーション」があり，これは彼の 2003 年の著書『Nonviolent
Communication : A Language of Life』（『NVC－人と人との関係にいのちを吹
き込む方法』日本経済新聞出版社）の中で詳しく説明されています。攻撃的でな
いコミュニケーションは，人間関係の中で感情やニーズを表現するのに役立ちま
す。それは，感情やニーズが言葉にされていないと，しばしば問題を大きくする
からです。攻撃的でないコミュニケーションが本来備えている思いやりのある働
きかけは，直感的に理解できるものとは限りません。特に否定的な感情や葛藤が
強いときはそうです。そこで次に，他人と問題があって対処しなくてはならない
ときのために，以下の 4 つの段階を練習しましょう。
　1. 評価を下すことなく事実を観察しましょう（たとえば，「～のとき」という

ように）。
2. その観察によって生じた気持ちを表現しましょう（たとえば，「私は〜と感じる」というように）。
3. その感情に関わる自分のニーズを表現しましょう（たとえば，「なぜなら，私は……を必要とするので〜」というように）。
4. 要望を具体的に伝えるようにしましょう（たとえば，「できれば私は〜したいのですが……」というように）。

　たとえば，アンは夫にこう説明します。

　「あなたが私に毎月の請求の支払いをしたかどうかを尋ねてくると［観察］，私，支払いをしたかどうかを考えるだけで気が滅入るの［気持ち］。ADHDだから，私にとって郵便物や事務作業をためないようにすることって本当に大変で，手助けが要るの［ニーズ］。支払い記録をつけるのを手伝ってくれないかしら？［要望］」。

　上記の会話を次のものと較べてください。「なんであなたって支払いのことを口やかましく言い続けるのよ？！　だったらあなたがやったらどうなの！」。

　攻撃的でないコミュニケーションのステップは，相手に共感を伝えることにも役立ちます。この場合あなたは評価的にならずに事実を観察し，自分の感情の代わりに，相手の経験をじっくり検討し，まだ言葉にされていないと思われる相手のニーズについて感想を伝えてみましょう。この過程であなたは相手が感じていることやニーズについてなんらかの推測をするでしょう。より共感的な会話となるように，評価的でなく相手に強く興味を持った状態で彼らに提案してみましょう。ここでは要望のステップは，通常，省かれます。

　たとえばアンドリューは，妻に対して共感の気持ちを次のように表現しています。「僕が記念日を忘れたから［観察］，たぶん君はイライラして，無視したんだね［気持ち］。君は，キミが大事だと思ったこと，気を配っていることには関わって欲しいんだよね［ニーズ］」。

　上記の会話を次と較べてみましょう。「ごめん，記念日忘れてた。だけどそのことにそんなに神経質になることないよ」。

ADHDに影響された人間関係での共感性の発達

　マインドフルなコミュニケーションの練習は，誤解や不満，葛藤を解決することに役立つでしょう。しかしながら，家族や友人にADHDの症状や人間関係へ

の症状の影響について教育することは，相互の理解や共感を生み出すために極めて重要なことです。夫婦療法の次の例を考えてみましょう。

ジュディとマークは結婚して5年になります。ジュディは，マークがしばしば二人の話し合っている話題を忘れ，あたかも彼女がその話題について話したことがなかったかのように振る舞うのを不満に思っています。彼女は無視されたように感じ，またマークが気遣いに欠けているようにみえることにイライラします。彼女は，「マークにとっては他にもっと重要なことがある」ので故意にそのようにしているのだと考えています。マークは，ジュディが批判的で口やかましいと非難します。たまたま起こった物忘れをジュディは深読みしすぎるのだ，とマークは言います。総じてマークは「たいしたことじゃない」と思います。

セラピーが進むにつれて，マークにADHDの症状のあることが明らかになります。マークの忘れっぽさは重症で，ジュディを無視するのは意図的な行為ではありません。ADHDについての教育によってジュディとマークは自分たちのやりにくさに対しての新たな理解と共感を得ることができました。そのような新たな視点が得られたことで二人の問題が解決するわけではありませんが，その視点によって重要な転機が訪れ，お互いに受容しあい一緒に問題解決に取り組めるようになりました。ジュディはマークの忘れっぽさを個人的なものではないと捉えるようになり，批判的な態度が減り，思いやりを持つようになります。マークは彼の忘れっぽさに責任をもつようになり，忘れっぽさがジュディに与えうる影響を理解するようになります。彼ら二人は，セラピーの面接や家にいるときに，マインドフルな話し方や聴き方を練習しています。ジュディは何か重要なことをマークに話すときは彼とアイコンタクトをとるようにし，優しく促すようにしています。マークはジュディが話すときにはいつも彼女にしっかり集中する練習をしていて，思い出す助けになるように手帳に書きとめるようになりました。全体的に，マークはこの問題を解決することに対して自己防衛をゆるめ，前向きで，ジュディはADHDが陥りやすい問題を解決するのに理解を示し支援しています。二人はお互いに支えあっていて，今ではマークのADHDらしい瞬間について冗談を言ったりするようにもなっています。

マインドフルネスは，ADHDの教育によって培われる思いやりの気持ちを強めます。たとえばジュディは，マークがあいも変わらず何かを忘れてしまうたびに突如湧き上がるイライラを和らげるためにマインドフルネスを使っています。マークは，ジュディが彼に何かを催促するたびに起きる腹立たしさから距離を置くために，マインドフルな呼吸を使っています。二人はまた，慈しみの練習を

始め，自分自身とお互いのウェル・ビーイングを願う気持ちを伝え合いました。ジュディとマークは，たとえどちらか一方が傷ついたり怒ったりしているときでも，——そしてそのようなときだからこそ——マインドフルネスの練習を試みています。咄嗟に生じる感情に反してふるまうこの練習は，簡単ではなく意識的な判断を必要とします。しかしこの練習によって，ポジティブな情動の変化をもたらすことがよくあります。マインドフルネスの練習は，葛藤のさなかにいるときでさえ，パートナーに対する愛情や寛大な感情をもつ助けになり，マインドフルなコミュニケーションの可能性を切り開きます。

ADHD と人間関係に関するトピックを多く取り上げている Gina Pera 著『Is It You, Me, or Adult ADD?』(2008)，Melissa Orlov著『The ADHD on Marriage』(2010)（『あなたのツレは ADHD なんです』柏書房）を確認してください。

ADHD と子育て

イライラしたり誤解したりすることは，親子の間でも起こることがあります。ADHD は強い家族性素因が示されていて，ADHD をもつ人の子どもが ADHD をもっていることもよくありす。そのような組合せは，親も子どもも混乱したり，否定的な情動をいだいたり，ストレスに苦しんだりしているために，特に苦労します。

研究では，ADHD をもつ子どもたちの脳の成熟はおよそ 3 年遅れる傾向があることが示されています。つまり，11 歳の ADHD をもつ子どもは，ADHD をもたない子どものほぼ 8 歳程度の成熟度に近いということになります[1]。このことは，学校や家庭の生活の中で行動を制御することを期待されてもできないことが多いということを意味しています。こうした子どもたちはまた，イライラ感への耐性の弱さや，学習への遅れを示すこともあります。そうすると，親との関係が緊張したり，誤解が生まれたりするようになります。

もしあなたが ADHD をもつ子どもの親なら，あなたの子どもは，見てすぐにはわからない状態でもがいているかもしれないことを頭に入れておきましょう。親であるあなたは教師であり，あなたの子どもへの接し方が彼らにとても大きな影響を与えます。マインドフルネスを用いれば，あなたは価値判断することなく温かい目で子どもの ADHD を観察することを伝えることができ，子どもにこのような見方を形にして表すことができます。あなたはあなたの子どもの自己受容（能力）が発達するのを助け，困難に対処する前向きな方法を身につけるように促すことができます。また，あなたは子どもに，直接マインドフルネスを教え

ることもできます（子どものためのマインドフルネスの資料が含まれている「4.まとめ」（P.197）を参照してください）。

　最後に，あなたに子育てのストレスがたまったときには，自分の否定的な気持ちに対処する助けとしてマインドフルネスを活用しましょう。ちょっと休息をとり，セルフ・コンパッションの練習をしましょう。いずれにしても，子育ては大変で，完璧な親などいません。マインドフルネスによって，あなたはつらい瞬間を学び洞察する瞬間へと変えることができます。

　なお子育てのストレスに対処するためのマインドフルネスの使い方についてもっと知りたい場合は，小児科医の Mark Bertin による『The Family ADHD Solution』（2011）を参照してください。

マインドフルな存在：選択なき気づき

　あなた自身と他人が存分に存在する能力には，柔軟で受容的な心遣いが必要とされます。そのことは交流における瞬間瞬間に生じるいかなることにも気づく力を求めています。そのような能力——私たちの内的あるいは外的な変化する経験の流れへの気づき——は，CD の track 9「マインドフルな存在」**選択なき気づき**とも呼ばれる練習で伸ばすことができます。

　この中で私たちは，注意を向けるべき特定の対象を選ばず，その代わりにそれがどんな形であれ，今ここでの経験の流れを受けとめる練習をします。

探究　7.3

マインドフルな存在（CD track 9：10分）

落ち着いて，リラックスする
- 正しい姿勢で楽に座ります。
- 短時間で体をスキャンし，各部位の緊張を和らげます。

呼吸に注意をしっかりつなぎとめる
- 穏やかにあなたの注意を呼吸に置きます。鼻孔，腹部，胸部で，あなたの呼吸のかすかな動きを感じます。
- 呼吸は常にそこにあること，常に現在にあることを覚えておきましょう。思考や気持ちに心を奪われたら，いつでもそこに戻ってくること

ができます。

あなたの意志を整える

- その瞬間瞬間に何が生じても気づいて受けとめるために意志を整えます。
- あなたの注意が赴く所に気づく――もし何か強いものが注意を引くようなら，それを調べ，そして呼吸に戻ります。
  - もし，ある**音**が明らかになったら，呼吸に並行してその音に気づきが向くようにあなたの注意を広げましょう。もしその音があなたの注意を呼吸から引き離すようなら，すべての注意を音に向け，呼吸の感覚が意識の背景になることを受け入れてください。もはやあなたの注意を引かなくなるまで音を聞いてください。そして呼吸に戻ってください。
  - もし，**身体感覚**が生じたら，あなたの注意を広げ，その感覚と呼吸の両方を気づきの中に一緒にとどめてください。もし，その感覚があなたの注意を呼吸から引き離すようなら，そちらに注意を向け，呼吸が背景に消えていくのを受け入れてください。その感覚を探究してください。それはかゆいのでしょうか，熱いのでしょうか，それは同じままでしょうか，変化しているのでしょうか。その感覚に注意を引くことがなくなったら，再び注意を気づきの錨<rt>いかり</rt>である呼吸にもどしてください。
  - 他の体験と同様に，もし**情動**が明らかになれば，あなたの注意を広げ，呼吸と並行してそれに気づいてください。もし情動があなたの注意を引くのであればそれに焦点を当て，呼吸が背景に隠れることを受け入れてください。情動を観察するために RAIN 練習を使うことができます。認めて受け入れ，調べ，同一化しないようにします。情動に名前を付け，あなたの体をチェックしてください。お腹の中に動揺や不安があるかもしれません。情動が存在しなくなったときは，あなたの注意を，呼吸と今この瞬間明らかな他のすべてのものに戻してください。
  - もし**思考やイメージ**があなたの気づきの中に来たときには，呼吸を続けながらその存在を認めてください。多くの場合，思考は背景にとどまり，空の雲のようにやって来て去っていくことに気づくことができるでしょう。もしあなたが思考に夢中になったら，

一旦，気づきを失っていたことを認め，それを「思考」と名付けて穏やかに呼吸へ戻ってください。もし思考が執拗で，戻ってくるようであれば，そちらにあなたの注意を向け，呼吸が背景に隠れることを受け入れてください。「心配している思考」「計画を立てている思考」または「批判しがちな思考」のように思考のタイプに名前を付けてください。あなたの体の内を調べ，身体感覚や情動が存在しているかどうか見てください。用意ができたら，あなたの意識を呼吸へ戻してください。

○ あなたはまた，他のことにも気がついているかもしれません。それはエネルギーの一般的な状態，覚醒レベル，または態度や気分のようなものかもしれません。次の体験に気づく準備ができるまでの間，それぞれの体験を調べるとよいでしょう。

感謝と慈しみと共に終わる

● この気づきの練習の間ずっと座っていたことに対し，自分自身に感謝します。自分への「**慈しみ**」を広げ，あなた自身が良い状態であることを願いましょう——たとえば，「私は幸せでありますように，無事でありますように，健康で安らかに生きられますように。私は自分自身と他の人のために存在できますように。」

● これらの願いをすべての人に広げましょう——「私たちがみな幸せで，無事で，健康で安らかでありますように。私たちがみなお互いに心から耳を傾け共感する経験を持ちますように」というように。

実践のために推奨されるリマインダー

STOP のリマインダーサインは，プログラムのこの段階に取り組むときに役立ちます。

S＝止まる，T＝一息つく，O＝話しているのを観察する，P＝続ける

早わかりステップ7

正式な実践

- マインドフルに存在する 15 分間の座位練習を毎日行いましょう。(CD track 9)
- あるいは，すべての体験に気づきながら歩く瞑想を 15 分間することもできます。

日々の生活におけるマインドフルな気づき

- 職場や家庭で，他の人とのやり取りにおける STOP を練習します。
- あなたのパートナーや子どもと，マインドフルな聴き方や話し方を，以下の表現の形式を使って練習します。
1. ゆっくり，代わる代わる話します
2. 暴力的でない，思いやりのあるコミュニケーションをします。「いつ……」(**事実を観察する**)，「私は……と感じる」(**気持ち**)，「それは……という理由だから」(**ニーズ**)，「してくれませんか」(**要望**)
- 即興のワークショップをやってみましょう。そのようなワークショップでは，あなたはその瞬間，瞬間に起こっていることに絶えず注意を向け，すぐに応答できるようにする必要があります。このことで，あなたは自身の思考や感情，反応を今まで以上に意識できるようになります。

STEP 8 効率的になるためにペースを落とそう

マインドフルな決定と行動

　ジョアンは整理できないことに苦戦しています。彼女は二人の小学生の子どもの活動を把握し続けるのに困難を感じています。家は汚く，雑然としています。クローゼットは「物の山」で，机には領収証や不要な郵便物，雑誌，そして子どもたちの学校のノートが乱雑に置かれている，と彼女は言います。物を見つけられないこともよくあります。それなのに彼女は，机の整理の計画を6カ月ぐずぐずと先延ばしにしています。「本当にもっと整理整頓したいのです」と彼女は言います。「新しい書類整理用の棚を買うことまでしたのですが，まだそれを実際に使うことができないでいるのです」。

　カークは別の問題を抱えています。彼はいろいろ手を加えて作り直すのが好きで，同時並行でたくさんの家庭内の計画を立てることがよくあります。彼は最近庭の柵を作り替え始めました。ほとんど終わらせたのですが最後まで終えることなく，ガレージの扉の修理に移りました。妻は，夫は物事を仕上げることができない，と不満を口にします。カークはこのような状況は問題だと気づいていて，庭の柵の修理を終わらせることを約束しました。しかし，ガレージでの作業を続けて，車の修理まで始めました。

　よく言われることですが，ADHD をもつ成人は何をするかはわかっています——ただ，それを終わらせることができないだけです。ジョアンは机を整理しなければいけないとわかっていますが，まだ先延ばしにしています。カークは抱えている計画が多すぎることはわかっていますが，それでも進行中の計画を終わらせる前に，新しい計画を始めてしまいます。理解と行動が分離しているのです。

　本章では Step 1～7 で学んだマインドフルネスの技法をまとめることによって，この乖離の橋渡しをします。課題の各ステップで，始まりから終わりまで自分に何が起こっているかの気づきを深める練習をします。そのような気づきは，マインドフルセルフコーチングにつながります。すなわち，あなたの行動を導く助けとなる心のささやきです。カレンダーや To do リストのような，構成され

ている道具を一緒に用いることで，このセルフコーチングの声はマインドフルな
決定をしたり物事をなしとげたりする助けになるでしょう。

行為のマインドフルネス

　以前の章で，体や思考，情動の気づきについて述べました。これらの内的な体
験は，一体となって私たちの行動を方向づけます。それらは私たちの目標達成に
向かう動機を強力に高めるものであり，そして強力な障壁でもあります。マイン
ドフルネスは私たちの中で何が起きているかをはっきりと見定める助けになり，
決定や行為の形成を可能にします。それは私たちに役に立つもので，不利に働く
ものではありません。マインドフルネスを用いることで，自分が持っているとは
思っていなかった心の力に気づくこともよくあります。

**Q：私はぐずぐずと先延ばしにしていることにはもう気づいています。
マインドフルな気づきは，私が物事をなしとげる助けになりますか。**

　あなたはぐずぐずと先延ばしにしていることに気づいているかもしれませ
んが，その先延ばしを引き起こしている，より深い思考や感情には気づいて
いないかもしれません。あるいは，どのようにして先延ばしから抜け出す
か，どのようにして**取り組むように**自身を動機づけるかについて確信が持て
ないでいるのかもしれません。マインドフルネスな気づきは，**取り組みから
の回避が生じている**まさにそのときに，それに向き合う大きな能力を成長さ
せる助けになる可能性があります。その瞬間にこれに回避と名付け，あなた
の心の中の障壁（作業に対するネガティブな思考や感情）を，評価すること
なく観察できるようになります。また，その瞬間，課題に取り組む内的な動
機を高めることを選ぶこともできます。そのような気づきはしばしば，先延
ばしが起きているそのときにそれを克服する鍵となり，課題に取り組み続け
るための追加手段，たとえば予定表や認知行動療法，コーチングを利用する
助けになります。

行為と共にマインドフルネスを用いる際の 3 つの基本原則は，以下のとおりです。

- 立ち止まること
- 穏やかな集中を実践すること
- マインドフルセルフコーチング

それぞれをさらに詳しく見ていきましょう。

立ち止まること

一日の中で定期的に立ち止まり，自分の行動ややらねばならない課題にどのように取り組んでいるかを"評価する"ことは有用です。ここでは，すでにおなじみの STOP の実践が役に立つでしょう。

探究　8.1

課題と共に STOP の実践を用いること

作業に取り組んでいるとき，STOP を用いて，注意，体，思考，気持ち，行動にしっかりと目を向けてみましょう。

一瞬立ち止まりましょう

一息つきましょう

今この瞬間を観察しましょう
- 興味ややる気が十分にありますか？
- 退屈したりやる気をなくしたりしていませんか？
- 回避したり先延ばししたりしていませんか？
- エネルギーが高くなったり，低くなったりしていませんか？
- 圧倒されるような感覚や思考（もしくはその両方）がありますか？　また，エンパワメントの感覚はありますか？
- 疑っていませんか（たとえば，「私はこれをすべきか？」）
- 何かほかのことをしたいという気持ちはありませんか？

○ すでに何か他のことをしていませんか？（生産的であっても計画していた作業ではないことをするのは，目につかないようにそっと先延ばししているのと同じです）

○ 気づいたことには何でも十分な注意を向けましょう。もう少し体を観察し，そこにある他の考えや気持ち（たとえば，胸が重苦しい，頭が冴えている，など）に気づきましょう。もし課題を行う上での障壁に気づいたら，その障壁を直接見ていることを想像して心の中で名前を付けましょう——たとえば「ああ，回避があるな」。

○ 障壁を声に出したり紙に書いたりすると，克服しやすいことに気づくかもしれません。友人に電話して「これをずっとぐずぐず先延ばしにしてきた」と話して共有することもできます。価値判断せずマインドフルに十分に承認することで，障壁の力を弱め，再び課題に取り組めるようになります。

新しい気づきを続けましょう。

穏やかな集中

　穏やかな集中は，あらゆる作業を効果的に行うのに必要です。不安があったり，疲れ果てていたり，イライラしていたりすると，集中したり整理したりすることがとても難しくなります。間違えたり，大事なことを忘れたり，解決策に気づかなかったりしがちです。

　日常生活の中で圧倒されたり，心配だったり，動揺したり，落ち着きがなかったりしていることに気づいたら，体と心を穏やかにする実践をしましょう。次のことを試してみましょう。

- 深く，マインドフルな呼吸を数回する，呼吸に焦点を当てながら短時間の静座をする，あるいは冷静になったり視点を移したりするためにボディスキャンをします。

- 穏やかに感じたり集中していると感じるために，イメージと瞑想を一緒に使いましょう。Step 5 の「海のような心」瞑想を使うか，次に紹介する穏やかな集中力や内的な安定を育む山の瞑想を試すといいでしょう。

探究　8.2

山の瞑想

- 背筋を伸ばし，しかし緊張しないで座りましょう。(尊厳のある姿勢)
- ただ座って呼吸に注意を向けるようにしましょう。
- 山をイメージして，それがどれだけ力強くてどっしりとしているか想像しましょう。
- 山がどのように地球とつながっていて，雨，雪，風，太陽にさらされながら何千年もの間そこにあり続けているかについて思いをめぐらせましょう。
- そして，自分自身をその山のようにイメージしましょう。体の中心で，どっしりと力強い感覚と関連付けましょう。
- たとえあなたの周りがどんなに混乱していても，あなたは山のように地に足をつけていることができます。

  山を通り過ぎる雨雲のように，あなたの側を通り過ぎる圧倒するような気持ちをじっと見ることもできます。
- 座ったまま，自分の呼吸に意識を向け，静かに次の言葉を繰り返しましょう。

  「息を吸って，自分は山のようである」

  「息を吐いて，自分は存在感と力強さを感じる」

- しばらくしたら，呼吸しながら短く心の中で唱えましょう。

  「吸って……山」

  「吐いて……どっしりとして，力強い」

- 圧倒される感覚が減りどっしりした感覚や力強さを感じるまで，心の中でそのフレーズを繰り返しましょう。

　この練習が気に入ったら，山の写真（もしくは絵）を見つけ作業空間に貼っておきましょう。それは，あなたが課題の各段階を取り組むとき，しっかりとした内面の強さを視覚的に呼び起こすものになるでしょう。

マインドフルセルフコーチング

　マインドフルネスによって，私たちは，より効率的で効果的になるように，心の独り言を微調整することができます。私が**マインドフルセルフコーチング**ボイスと呼ぶこの声は，ADHD をもつ成人には，通常，頼りになりません。こうした人たちは，作業を終わらせるのに外的な力に頼ることが多いからです。たとえば ADHD をもつ成人は，締め切りがあるか誰かがやる気を出させてくれるかするまで，ぐずぐずと先延ばしにすることがよくあります。

　しかしながらマインドフルネスは，自分にとって難しい作業を行うことも含め，内部からあなたの行動を導くセルフコーチングボイスを育てるのに役立ちます。ADHD に最も役立つのは，カレンダー，To do リスト，リマインダー，薬物療法などの外的なツールを賢く使用するとともに，同時にこの心の声を微調整することであると考えています。

　マインドフルセルフコーチングは支持的で思いやりがあり励みとなる心の声を育むことで，その声は今この瞬間をたびたび確認することでわかります。たとえば，それには，「これは自分には難しいが，できると思う」「やり続けよう」「ペースを落とさないといけない」あるいは「ペースを上げる必要がある」といったものがあります。マインドフルネスを実践して自分自身や他の人へのより深い気づきを体験するにつれて，あなたの行動を導く洞察力や識別力が着実に蓄積されていきます。

物事を成し遂げるための方略

　ここでは，日々の任務をより効果的にするために，立ち止まること，穏やかな集中，そしてマインドフルセルフコーチングがどのように使えるかについて見ていきます。ADHD をもつ成人の多くは，時間を管理しながら物事を成し遂げることに困難を感じています。課題を成し遂げるためのマインドフルアプローチによって，選択→開始→遂行→完了という課題に取り組む一連の流れを観察する習慣を育むことができます。今より深く各段階にかかわることによって，たとえあなたがしていることが課題の回避だとしても，選択・自己制御・マインドフルな行動が育っていき課題は成し遂げられます。

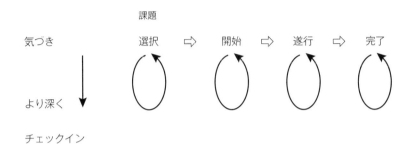

課題の選択

　日常生活には，どの日でも，どんなときでも同時に行うことができる事柄で溢れかえっています。そうした中，エネルギーをどこにかけるのかを知ることは困難かもしれません。ADHD をもつ人にとってはもっと大変かもしれません。ADHD の脳をもつことは，多くのアイデアが浮かぶ一方で，それらをまとめる能力が乏しいことを意味するからです。ADHD をもつ成人の多くは，自分の選択に圧倒され，どこから取りかかればいいかわからないと報告しています。重要な課題を見落とす一方で，気晴らしに駆られる人もいるでしょう。多くの人は絶えず忙しくしているのですが，しかし効率的ではありません。大半の人は，重要な目標，とくにはるか先の目標に集中し続けるのが難しいと感じています。その代わりに目先のことにこだわって，注意やエネルギーが奪われることがよくあります。それに対抗するためには，ADHD をもつ成人は，定期的に立ち止まって全体像をよく吟味することが重要になります。

あなたの価値観を明らかにする

　心理学者で研究者でもある Steven Hayes[1] によって考案されたアクセプタンス・コミットメント・セラピー（Acceptance Commitment Therapy；ACT）と呼ばれるマインドフルネスに基づくアプローチでは，行動をマインドフルに選択できるように価値観をじっくり検討するのに役に立つ方法が提案されています。

価値観というのは，私たちの生活や行動を導く原則です。価値観は，達成したりそこから先に進んだりするものではないという点で，目標あるいは結果とは異なります。たとえば「次の試合に勝つ」という目標を持つことに対して「良いアスリートでいる」という価値観を持ち，「10 ポンド痩せる」といった目標に対して「健康でいる」という価値観を持つということになります。

　仕事，人間関係，社会生活，趣味といった生活上のさまざまな領域の価値観を明確にすると，それぞれにどのくらいの時間を実際に費やしているかを確認することもできます。これはしばしば目からウロコの体験になります。たとえば，良い親でいることが重要な価値観であっても，1 週間にごくほんのわずかな時間しか子どもと過ごしていないかもしれません。このように，価値観と実際の行動にはズレがあります。それぞれの領域で，生活のバランスを取り戻すために今できる行動を特定しましょう。そのような内省は，エネルギーをいつどこにかけたらいいのかを決めたり，次にどのステップに進むべきかを特定したりするのに役立つでしょう。価値観について内省することは，生活をシンプルにすることや本当の問題に気づくことの助けにもなります。

　次に示すものは，10 の重要な生活領域の価値観を確認するのに役立つワークシートです。たとえうんざりするようにみえたとしても，記入することをお勧めします。価値観を明確化して外に置くことは，将来，焦点を当て直したり，優先順位をつけ直したりする必要があるときに，立ち返るゆるぎない錨となります。

　表に記入しているとき，うまくできていない領域があることに気づいたとしても，修復し始めるチャンスだということを心に留めるようにしましょう。一度に1 つのことしかうまくできないということも，よく理解しておきましょう。まとまった時間があるとき，価値観を 1 つ選び，たとえそれが些細なことであっても満たしていくようにしましょう。バランスの取れた生活を送るということは，それぞれの生活領域で完璧であるということを意味してはいません。それは単に，生活で大切なことは日頃から心にかけておくということにすぎません。

探究　8.3

価値観ワークシート

- 各生活領域に（1列目），重要な価値観を1つ書きましょう。各領域で複数の価値観を思いつくかもしれませんが，とくに重要と思われる価値観から始めましょう。
- A列とB列では，評価しないようにしながら，自分の生活をじっくりと振り返りましょう。

A列：あなたにとってその価値観がどれくらい重要か1から10で評価しましょう（1はまったく重要でない，そして10は極めて重要）。

B列：この価値観が，実際の行動からみてどれほど重要か，1～10で評定しましょう。

C列：価値観に沿った行動をもたらす助けになりうる短期目標1つと長期目標1つを考えましょう。

生活領域／私の価値観	A	B	C
	この価値観の重要性 （1～10）	実際の行動に沿った 評価（1～10）	ST= 短期目標 LT= 長期目標
例：健康／幸福 私の ADHD を上手に扱う	9	3	ST：評価を受ける LT：成人の ADHD を説明している本，もしくは利用できるツールを説明しているウェブサイトを読む

生活領域／私の価値観	A	R	U
	この価値観の重要性 （1 ～ 10）	実際の行動に沿った 評価（1 ～ 10）	ST＝ 短期目標 LT＝ 長期目標
健康／幸福			ST： LT：
親密な関係			ST： LT：
育児			ST： LT：
家族関係			ST： LT：
友情／社会			ST： LT：
職業／仕事			ST： LT：
教育／人間的成長			ST： LT：
娯楽／レジャー			ST： LT：
スピリチュアリティー			ST： LT：
市民権			ST： LT：

www.shambhala.com/MindfulnessPrescription からこの表の印刷版（英語）をダウンロードすることができます。

課題の開始

　重要な日々の任務に取り組むことや，自分の価値観に関連した目標の1つに取り組むことを計画するとき，以下の方略のいくつかを試してみましょう。

- あなたのやる気を見出して活性化しましょう。
- 原動力を育てましょう。
- 音楽を使いましょう。
- 意欲，あるいは，意欲の欠如に注目しましょう。
- 基本的な感情に気づきましょう。快，不快あるいは，どちらでもない。
- 課題を「側面から」始める　対　「正面から」始める。

やる気を見出し活性化させましょう

　自己批判のような内的動機づけ方略を使ってやる気を出そうとする大人もいますが，それは代償を伴います。例を示しましょう。クリスは40代の成功した家具職人です。彼はADHDだけでなく，不安や抑うつとも闘っています。彼は自分に対して非常に批判的で，自身の業績を控えめに話すことがよくあり，いつも自身の欠点を何とかして見つけようとしているように見えます。彼の成果を指摘すると，「もし私が，自分がしたことを正当に評価し始めたら，自分の原動力を失ってしまうのではないかと思います。もし私が自分を批判するのをやめたら，怠惰になって，手を抜いてしまうかもしれません」と彼は言います。自分自身に決して満足しないこの心の声が彼のパフォーマンスを上げている一方で，同じ声がクリスから人生の喜びを奪っています。彼は休暇中もリラックスできず，もっとやるべきではないかと常に気を揉んでいます。

　ADHDをもつ成人が批判的な声を用いずに自分をやる気にさせることは重要です。批判的になる代わりに，取り組んでいる課題により大きな意味を見出すことで，内なる動機が強くなることがしばしばあります。このことを示すある有名な話があります。

　3人の男が並んで働いていました。通行人が「何をしているの？」と尋ねると，1人目の作業員は「レンガを動かしている」と言いました。

　通行人は，2人目の作業員に同じ質問をしました。2人目の作業員は「私は壁を作っている」と答えました。

　そして通行人は3人目の作業員にも「それでは，君は何をしているの？」と尋ねました。3人目の作業員は「私は大聖堂を建てている」と答えました。

　セルフコーチングを使うことで，私たちは，3人目の作業員のように考え，心の中で各課題をポジティブに捉える方法を見つけられるようになります。ネガティブな結果によって動機が強まる可能性はありますが（たとえば，繰り返しスピード違反の切符を切られることで，もっとゆっくり運転するようになる），正しいことをする（「私は安全なドライバーになりたい」）ための自分自身の**ポジティブな理由**を見つけることができるか確かめてみましょう。何があなたのやる気を起こさせるかに，好奇心をもちましょう。課題をポジティブに枠づけることでしょうか，それともネガティブな結果を考えることでしょうか。

　結果を想像することによって，やる気を活性化させましょう。たとえば机の上をきれいにすることについて，そして散らかった紙の山の圧迫感を取り除いたらどのように感じるかについて，想像してみましょう。この想像を実際に味わって，それによって引き起こされる体の感覚や思考，感情に気づくようにしてみましょう。最後に，あなたのやる気を声に出して言ったり，見えるところに書き出したりしましょう。

　最後に，どんなに小さなことでも，選んだ課題を最後までやり遂げることによって内的な力を育てる訓練をしているのだ，ということを覚えておきましょう。

エンジンをふかしましょう

　始めるのが難しいようなら，エネルギーが低すぎる可能性があるので，エネルギーを高める必要があるのかもしれません。それには身体的な運動が役に立ちますが，やる気を高めるイメージを用いた短時間の瞑想を試してもいいでしょう。それを，やってみましょう。

探究　8.4

「息を吸って，私は……のようである」

- 自然，日常生活，本や映画から，**集中し行動を起こす準備につながるよう
なイメージ**を考えましょう。たとえばかがんでいる虎や，飛び込もうとし
ているダイバーなどがあります。
- 今，自分が集中して行動する準備ができていると想像しましょう。
このフレーズを完成させて，自分の瞑想を創りましょう。

　息を吸って，私は＿＿＿のようである（あなたのイメージを書き入れま

しょう)。
　息を吐いて，私は＿＿＿(なりたい状態を書き入れましょう)。

たとえば，
息を吸って，私は虎のようである。
息を吐いて，私は集中していて行動する準備ができている。
あるいは短くして
吸って，〜虎
吐いて，〜行動する準備

● 呼吸してそのフレーズを何度か繰り返しましょう。あなたが体の中に高ま
　るエネルギーややる気とつながることができるかみてみましょう。課題に
　取り組む意欲がありその準備ができていることに気づけるかどうかみてみ
　ましょう。

　虎のイメージは私が先延ばしにしそうなときに助けてくれます。ときに
は，課題に取りかかるために「ジャンプするんだ，虎！」と言葉を加えるこ
とさえあります。このイメージは効果的なだけでなく，遊び心がありユーモ
アがあると思います。この遊び心の部分が，課題と先延ばしを深刻にとらえ
すぎず，とにかく始めるということを思い出させてくれます。

音楽を使いましょう

　音楽は心と体に強力な効果をもたらします。嫌な課題に取り掛かるとき，普段
からあなたを最高の状態にすることがわかっている音楽をかけましょう。あなた
はきっとリズムに合わせて片足でコツコツと音をたてたり体を動かしたりしたく
なる衝動の高まりに気づくでしょう。あなたはエネルギーと「社交性」の感覚が
増したかもしれません。もしかすると疲れと内なるエネルギーの両方を一緒に気
づくかもしれません。音楽によってもたらされる遊び心とやる気の感覚に焦点を
当てましょう。この感覚を抱きしめ，体の中でふくらませるようにしましょう。
今なら嫌な課題に取りかかるのがもっと楽になっているのではないでしょうか。
　あるいは心を落ち着かせる音楽をかけることもできます。スパでよく使われる
そのような音楽は，体と心をリラックスしたモードに移るのを助けてくれます。
この過程にマインドフルな意識をもちこみ，今現在のあらゆる思考や気持ち，体

の感覚に気づきましょう。「自分がリラックスしているときや気力があるときは，より簡単に課題に取り組むことができるか」と自問してみましょう。

あなたのやる気，またはやる気のなさに注目しましょう

　あなたが何かをしたいか，あるいはしたくないかについて，いつも明快かつ正直でいましょう。例をあげてみましょう。美容師のケリーが自分の仕事について深く考えていました。「私のサロンは下火になっている」「それでも売り込む努力をしようとは思いません。長期的にみてこれが良い決断ではないことはわかっています。でも，私は今，何かしたいと思わないのです」　と彼女は言いました。ケリーの発言は爽やかで正直です。私たちの勤勉さが求められる文化では，気が進まないことを認めるのは難しいことです。

　罪悪感やストレスを持つことなくこのやる気不足を認めることが，受容のステップです。それは「これがそれだ」と述べることです。ただそのように正直に承認した後に，次のような続きの質問が出てくることがしばしばあります。「自分はこれを変えたいか？」答えがまだノーであることもあるでしょう。それは誠実な宣言であり，課題から離れることを意識的に決める自由をもたらします。このプロセスは，後にがんばることを決める自由にもつながります。

基本的な感情（快，不快，どちらでもない）に気づきましょう

　あなたがすでに探求したように，実質的に，私たちの人生経験のすべては3つの基本的な感情によって説明することができます。「私はそれが好きだ」（快），「私はそれが好きではない」（不快），「私はそれについてあまり好き嫌いを感じない」（どちらでもない）。私たちは，これらの基本的な感情によって，十分な気づきのないまま多くの選択をすることが多いようです。ADHD をもつ成人にとって，不快，またはどちらでもない（退屈な）課題にとどまることは困難なものです。それでも人生ではそれが必要になることがしばしばあります。心理学者 John Lehnhoff[2] が「嫌々ながらやる心のセンター（hate-it-but-do-it center）」と呼ぶ概念があります。それは，私たちのセルフコーチング的側面を説明していて，それが意義があり重要なことだから不快感に耐えようと思う状態を表した言葉です。私はこの言葉とその背後にある概念が ADHD の症状に対処するときに非常に役立つと考えています。「嫌々ながらやる心のセンター」は自己統制の土台です。マインドフルネスによって，状況への不快感や激しい嫌悪感も，やる気と同じように，好奇心を持って観察することができるのです。

「正面から」あるいは「側面から」課題を始めましょう

　正面から課題を開始すると圧倒される感じがすることがあるかもしれません。そうしたときには，代わりに「側面から」，つまり課題の小さなところから始めてみたり，「全部する必要はない，ちらっと覗くだけでいい」と自分自身に言い聞かせたりすることから始めてみましょう。課題を「覗く」ことで，それを始めるときの不安が軽減されることがあります。一旦その課題に取りかかれば，それほど難しくないことに気づくこともありますし，過集中状態になって続けられることもあります。課題を「正面から」始めるのか「側面から」始めるのかを考えながら自分の体に気づきを向けてみましょう。違いに気づくかどうか確認してみましょう。

作業をしましょう

　一旦，課題に取り組み始めた後，それをやり続けるための方法をここにいくつか示します。

- リストを作り，優先順位を付けて，課題を細かい部分に分けましょう。
- 一度に 1 つのことに集中し，注意散漫になった後も戻ってきましょう。
- マルチタスク（複数の課題を同時並行で行うこと）に取り組むときにはマインドフルネスを使いましょう。
- 自分を励まし続けましょう。
- 自分のペースを見守って変化を持たせましょう。
- 休憩を取りましょう，しかしそれを延長しがちな傾向には注意しましょう。
- 「外部のエンジン」や組織，人からの助けを探しましょう。

リストを作成し，優先順位を付け，課題を細かく分けましょう

　組織化の基本的な方策——リスト化し，ランク付けをして，書類の上で課題を細かく分ける——は，ADHD をもつ人々にとって必須のものです。これらの方策は，ADHD では弱いことがわかっている実行機能スキルをサポートします。それらはまた，圧倒される感覚，「思考停止」の感覚，課題の方向性を見失っている感覚に気づいたときに，とくに役に立ちます。そのようなときには，To do リストを書き，リストの項目を重要度の順にランクづけし，そして大きな仕事をより小さな塊に分けましょう。そうすることであなたの脳に「安堵のため息」がもたらされることがよくあります。そうすることであなたは，課題を通してすべての事を覚えなくてはならない状態から脳を解放しているのです。

　また，（チャートや表を作成して）情報を描きだしたり，ステップ付きのフラッシュカードを使って適切に並べたり，あるいは声に出して話したりすることもできます。自分にとってどのような組織化の方策が最も役に立つかを，マインドフルネスを通して気づきましょう。課題を実行するのにかかる時間を過小評価する傾向に気をつけましょう。組織化することが非常に困難であることがわかったときには，あなたがこれらの必須スキルを修得するのを助ける ADHD コーチや CBT セラピストと一緒に取り組みたいと思うでしょう。

一度に 1 つのことに焦点を当て，注意散漫になっても戻ってきましょう

　おそらくあなたは，マルチタスクは，一度に 1 つのことに集中するよりも効果的でなく疲れさせるものであると言われてきたことをご存知でしょう。マインドフルネストレーニングは，脇道に逸れる衝動に気づき，膨大な時間が経ってしまう前に自己修正するのに役立ちます。次の物語はその良い例です。

　カークはマルチタスクの習慣を抑えたいと思っています。彼はガレージのドアの修理を自分のプロジェクトにしました。その日はずっと，「私は今何をしているのか。ガレージプロジェクトに関連していることをしているか」と自問しながら，今この瞬間に立ち返っています。彼はこの練習の合図として「ガレージのドア」と書いた看板を車庫に掲示しました。あるとき，彼は庭にある池のそばに立ち，噴水を設置することを真剣に考えていることに気づきました。彼は一呼吸して，新しいプロジェクトと結びついている快感情に気づくことで，その瞬間への気づきを深めました。彼はまたガレージのドアについての考えと，それに戻らなければならないという不快感についても気づきました。しかし，より深い気づきの瞬間は，マルチタスクの習慣を変えたいと望んでいることを彼に思い起させる機会となりました。「ガレージのドアの作業をやり抜こう」と彼は自分自身に言いきかせました。

マルチタスクをするなら，マインドフルネスを使いながら行いましょう

　意図的に行うマルチタスクが正しい選択である場合もあります。家族療法士のマンディはしばらくの間マインドフルネスを練習してきました。あるとき彼女は，その日の終わりに臨床メモを書いていて，Ｅメールをチェックするために書くのを途中で止めている自分に気づきました。しかし彼女は，このことを観察し，起きていることに「波長を合わせ」て気づきを深めました。彼女は書いている最中にしばしば退屈感を覚えていることに気づきました。その気持ちが彼女に

書くことをやめさせ，E メールに向かわせるようです。彼女は深まった気づきによってこの複数の作業を行ったり来たりすることに注意を払い，時々，立ち止まって E メールをチェックすることにしました。彼女はまた，短時間の「E メールの処理」の後，書く作業に戻ることにしました。実際のところ，ダンスのように複数の作業を行ったり来たりしていることに気づいてよしとすることが，仕事をやり終えるのに役に立ったのです。

自分自身を励まし続けましょう

　あなたのエネルギーとやる気は，とくに課題が長いときは，途中で徐々に弱まる可能性があります。やる気を持続させる方法を考え出しましょう。あなたの価値観を表にしたものや，やる気を思い出させるものを作成していたなら，それを見直しましょう。また困難にもかかわらずやり抜いたときのことを思い出すというのもよいでしょう。ここに私が自分のために使っているものを示します。

　私の友人は，祝日と重なる週末にヨセミテ国立公園のハーフドームの頂上までハイキングすることを思いつきました。厳しい登山道を 1 日で登って降りることができるように，私たちは早朝から始める予定を立てました。私はかなり調子が良かったので，そのようなハイキングができると思いました。それで私たちは公園まで数時間運転しそこで夜を過ごし，次の日の午前 5 時に出発しました。その約 10 分後，私はひそかに考えました。「これは馬鹿げている。私はもうとても疲れている。私は決してうまく成し遂げられないだろう。私はただ引き返したい」これらの考えを熟考しながら，私は杖を持った老人が登山道を登っていくのを見ました。彼は私たちよりもずっとゆっくりと登っていて，自分のペースを保って一歩ずつ慎重かつ規則的に足を置いていました。その瞬間，私は考えました。「これなら私にもできる。私がしなければならないのは，ゆっくりと歩き続け，その時の一歩に集中することだ。私は疲れたら立ち止まって休むことができるし，準備が整ったら歩き続けることもできる。私がどこまで行くのか誰がわかるというのだろうか？」私は，このように考えて歩き続け，道中の美しい景色を楽しみ，山頂にたどりつくことができました。止まっても良いとずっと自分に許可しながらも，もう少し歩き続けられると自分を励ましました。この考え方は，目標に到達するのに役立ちました。

自分のペースを観察して変化を持たせましょう

　もしあなたが課題で行き詰っているなら，課題を片づけるために物事を早くす

ませるようにしましょう。一旦それが終われば，いつでもその正確さを見直すことができます。「もっと早く」「立ち止まるな」と言ってあなたを支援する，マインドフルなセルフコーチングの声を使ってみましょう。あなたが強迫的，あるいは完璧主義者なら，この方法が役に立つことがあります。

　しかし，もし細部に注意を払わなければならないようなときに，流し読みしている自分に気づいたら，あえてペースを落とし，数回深呼吸して，体とペースを落ち着かせましょう。ペースを落とすことを思い出させるセルフコーチングを使いましょう。

休憩しましょう，しかし，それを延長しがちな傾向に気をつけましょう

　時間を決めて休憩しましょう，そして，時計があなたに再開の時を伝えたとき，作業に戻ることにためらいの気持ちがあることに気づきましょう。この瞬間は，切り替えと作業に関連した思考や気持ちに気づく絶好の機会です。これはまた，「嫌々ながらやる心のセンター」を活性化させるときでもあります。

「外部のエンジン」，構造，人々に助けを求めましょう

　自分の中で期限を設定したり，他の人を巻き込んだり，カレンダー，タイマー，課題に費やす時間を視覚化，聴覚化するようなその他の組織化されたツールを用いて外部構造を作りましょう。あなたが課題をしている時に他の人が部屋にいて何かしているだけでも大きな違いを生むことがあります。このことが，あなたにも当てはまるかどうかについても，マインドフルネスを使って気づきましょう。

課題を終えましょう

　課題を終えるとき，以下の方法を試してみると役立つかもしれません。

- 終えることに注意を払います
- 課題から移行します
- もし途中で中断した場合，それを許し，そして再び取り掛かります
- 終えたことを労います

終えることに注意を払いましょう

　課題を終えたり「終わらせ」たりすることは，ADHDをもつ成人にとって困

難なことがよくあります。終了に向かって自分がどのようにしているかについて，何度も自分自身をチェックしましょう。ぐずぐずしすぎたり，気が散りすぎたりしていないでしょうか？ あなたが作業を終わらせようと考えているときに，どのような身体感覚や感情，思考が生じてくるでしょうか？ 脱力感や倦怠感，いら立ちや不安に気づくでしょうか？ 実際には終えていないときでさえ，終えた感覚があることに気づくかもしれません。たとえば支払いをするとき，あなたの小切手が同封され切手が貼られた封筒がテーブルにあるだけで，「やった！」と興奮した考えになっていることに気づくかもしれません。しかしこのような思考や気持ちは，後に手紙をポストに投函することを忘れさせるかもしれません。好奇心を持って，これらの観察のすべてに注意を向けるようにしましょう。

課題を終えて他に移行しましょう

　過集中から抜け出せない傾向や1つの課題から他の課題に移ることの困難さに留意しましょう。あなたの注意をモニターする方法として，「私は過集中していないか？」と時々自分に問いかけましょう。もちろん，それを自発的に行うのは難しいので，確認する習慣を訓練する前に，その質問を付箋に書き出してコンピューターの隣に貼っておきましょう。それを過集中を捉える手がかりとして用い，その瞬間の体の気づきに入り込んで，その状態がどのような感じなのかについて気づきを深めましょう。

　過集中に対抗するために，**柔軟**な集中を育むイメージや瞑想を利用することができます。たとえば，カエルが睡蓮の葉から葉へと難なく飛び移る情景を想像してみましょう。そのカエルのように，あなたが課題に軽快に飛び乗ったり飛び降りたり機敏にできると想像してみましょう。あなたが身動きできなくなることに抵抗できるかどうか見てみましょう。代わりに，あなたの動きや柔軟性を表現する手のジェスチャーを使ってもよいでしょう。その動きを，気軽に移行する意図を強化するために使いましょう。

もし途中で中断した場合，それを許し，そして再び取り掛かりましょう

　たとえ今，遅れのために課題がより複雑化しているとしても，ただ気持ちを新たにし課題に戻ることを実践してみましょう。

終えたことを労いましょう

　やり遂げたという感覚はどんな感じかを十分意識して気づきましょう。立ち止

まってそれを体で感じ，あなたの思考と感情に気づきましょう。自分を褒め，その賞賛を味わいましょう。この熟達，喜び，安心の体験は，それが十分な気づきによってなされているのなら，あなたにとっての大きな力になるでしょう。この感情のしっかりした記憶は，後にあなたが新たな課題にとりかかるときの強い意欲を生み出します。

良い習慣をつけること（マインドフルネスと自動操縦を結合すること）

　繰り返し課題の場合は，自動操縦を活かしましょう。まず，あなたの感覚や同じ動作の繰り返しをマインドフルに使うことを通じてルーチンを打ち立てましょう。次に，あなたが計画されたルーチンから脱線する瞬間に気づいたときには，気づいたその瞬間に自己修正しましょう。ここによく起こる問題の例を紹介します。

　ジェリーは鍵を置き忘れ続けています。少なくとも週に1回は，仕事に出る前に慌てふためいて鍵を探しています。彼は鍵を同じ場所に置いておくとその問題が解決すると教えられたので，鍵を入れるための飾りのついた深皿を手に入れ，それをキッチンのカウンターに置きました。しかしながら，彼は依然として何度もそこに鍵を置くことを忘れ，結局鍵を見失ってしまいます。そのため，何度めかの面会のとき，私たちは，彼が望ましい習慣を身に付ける手助けをするためのマインドフルネスエクササイズを行いました。

　私はジェリーに，鍵を取り出し，それを好奇心を持って調べるように伝えました。私たちは，彼にそれらの形，色，それぞれに使われている金属の違いに気づかせることから始めました。それから彼は指先で鍵に触れ，ざらつき，冷たさ，その他の感覚を感じました。彼はその重さに注意を向けながら数秒間，鍵の束を手に持ちました。私は彼に，彼自身の意図，腕の動き，そして手から鍵を離すという行為に気づきながらそれらを深皿に入れる練習ができるかどうか尋ねました。私たちはそれを数回行いました。

　ジェリーは，家で練習するとき，鍵を手にするときはいつもこのような気づきをもって鍵に注意を向けるようにしました。また帰宅したときはいつでも，「私は深皿に鍵を入れている」と心の中で（または声に出して）言って，習慣を強化しました。彼は，テーブルの上に鍵を置いたことに気づいたときには，鍵をつかんですぐに深皿に入れ直しました。しばらくすれば，ジェリーは，そうしなくてはと考えなくても，自動的にカギを深皿に入れるようになるでしょう。

探究 8.5

良い習慣をトレーニングする

- どの習慣を強化したいかを考えましょう。おそらくジェリーのように，あなたはマインドフルネスを使って鍵を手に取る練習をする必要があります。あるいは，朝のビタミン剤を飲んだり夜にフロスで歯間を掃除したりするような別の習慣かもしれません。
- あえて，ゆっくりとマインドフルネスに行動し，あなたの感覚に注意を向けながら，自分の思考と感情に気づくようにしましょう。
- あなたがその行動をするとき，それぞれの段階（「私はフロスに手を伸ばしている」）をしっかりと確認することを強化するために，瞬間瞬間に行っていることに気づきましょう。
- 可能であれば，行動を開始するまさにその瞬間とそれを完了するまさにその瞬間に気づきましょう。
- 気が散ったり，どういうわけか意図した習慣を行っていないことに気づいたときには，何があなたを止めたのかについて関心を持ち，自分の意志を取り戻すことができるかどうかを見てみましょう。
- これを1週間（または必要に応じてそれ以上）実行し，習慣を行おうとする衝動がより自動的に起こり始めるかどうかを確認しましょう。必要に応じて視覚的なリマインダーを使用しましょう。

時間管理

　最後に，時間管理の話題を取り上げます。おそらく，「時間管理」という言葉を読むだけで，沈んだ気持ちになるでしょう。もしそうなら，このスキルはADHD をもつ多くの成人にとって困難であることを覚えておきましょう。計画の立案，注意散漫，物忘れ，そして衝動的な決定に伴うトラブルはすべて時間管理の困難さに関係しています。私たちはまた，調査研究から，ADHD をもっていると子どもでも成人でも時間を正確に推定する能力が低くなることを知っています[3]。

　ADHD をもつ成人は，通常，課題を完了するのに必要な時間を過小評価します（または，自分が持っている時間を過大評価するということもできます）。私

はそれを，時間のことになると過度に楽観的でいる状態，として捉えています。たとえば，ADHD をもつ人の中には，店に行くのに実際は 1 時間かそれ以上かかるときでも，30 分で行けると考える人がいます。

　移動時間——たとえば，どこかに行くときに家を出るまでにかかる時間——は，多くの場合，ADHD をもつ成人の場合には適切に考慮されていません。私はしばしば，朝に準備が整うまでにどれくらい時間がかかると思うかを患者と一緒に見直し，それから数日間のうちに**実際に**それがどれくらいかかったかを尋ねます。たいてい彼らは自分が発見したことに驚きます。たとえば，彼らは，朝食を終えた瞬間から車に乗る瞬間までに，予想したよりも余分に 10 分かかることに気づきました。さらに，ADHD をもつ成人の多くはまた，自分が出発する前に「もう 1 つだけ何かをする」という衝動を報告していて，これが遅刻と関係しています。

　上手な時間管理に対するもう 1 つのよくある障壁は，「もっと時間があるときにこれをやる」という形の先延ばしです。しかし，もっと時間があるときなど来ないので，延期された課題は決して実行されないでしょう。もしあなたがこのように先延ばしにする傾向があるのであれば，「思い立ったが吉日」ということわざを覚えておくとよいでしょう。

　マインドフルネスは，活動にかかる時間や移動する時間の管理（「これには 5 分かかる」とか「仕事と息子をむかえにいく間にこれがちょうどできる」）に関する自分の考えや気持ちに気づくのに役立ちます。マインドフルネスを使ってあなたの予想を書き留め，後で実際の結果とあなたの予想を照らし合わせましょう。あなたが時間を知覚する方法を簡単に変えることはできませんが，マインドフルセルフコーチングは役に立ちます。時間を過小評価する傾向がある場合は，「これは現実的な見積もりか？」または「私はそこに駐車する時間をとる必要がある」と自問自答する習慣を育てましょう。あなたが現実的と**感じている**ものに 10 分または 15 分追加するのも役に立つでしょう。

　このアプローチとカレンダーや視覚的，聴覚的な時間のリマインダーなどのツールを組み合わせることで，時間に対するあなたの自然な予想を打ち負かすことができます。

実践のために推奨されるリマインダー

　このステップでは，以下のリマインダーサインが役立つことがあります。

- 立ち止まる
- 穏やかな集中
- マインドフルセルフコーチング

- 分割する
- 優先順位を付ける
- 側面から取りかかる

早わかりステップ 8

正式な実践
- 毎日 15 分間のマインドフルネス瞑想をしましょう。

日々の生活におけるマインドフルな気づき
- イメージと共に瞑想を活用します。
  - 落ち着く感じを得るために（山の瞑想，またはあなた自身のイメージ）。
  - 行動する準備ができていると感じるために（虎のイメージ，またはあなた自身のイメージ）。
  - 柔軟な焦点を持つために（カエルのイメージ，またはあなた自身のイメージ）。
- マインドフルネスを用いながら，**選択 – 開始 – 遂行 – 完了**と課題が一続きになっていることに気づきましょう。目を向けて気づきを深めるために，作業の途中で STOP 法を実践しましょう。

4. まとめ

ADHD の日々の生活にマインドフルネスを使う

　スティーブンは新しいグルメチーズ店を所有しています。ビジネスを行うには多くの仕事があり，彼は１日10時間費やしています。以前，彼はマインドフルネスウォーキングや瞑想を行う時間を作っていて，「非常に地に足がついていた」と言っています。しかし今は，目が覚めた瞬間から夜寝る瞬間まで忙しいと感じています。「本当に疲れてしまう前に，夕食をとり，ガールフレンドと話をするぎりぎりの時間があるだけです」「私の瞑想の実践はすっかりなくなってしまいました」と彼は言っています。

　スティーブンのように，私たちはみな食事や仕事をする以外に，何かをする余裕がないように感じるときがあります。しかし，私たちはみな最も忙しい日でさえバランスを取るために，いくらかの休息の時間を必要としていて，ADHD の人にはさらにこの時間が必要です。また，私たちの中にはそれがマンネリになったり，退屈なものになったりしないようにするための新しい方法が必要な場合があります。そこで，生活の中でマインドフルネスを続けるためのリマインダーをいくつか，以下に挙げます。

1. しばらくの間マインドフルネスの実践をやめていたとすれば，気持ちを新しく切り替えて再開しましょう。たとえそれがほんの少しの時間であっても，**いつでもどんな場所でも**，より深い気づきに入ることができることを認識しましょう。マインドフルネスに入ったまさにその瞬間の呼吸に気づくことで，今とつながりましょう。
2. 視覚的または電子的なリマインダーを使用して，今この瞬間に気づきを向けましょう。もしあなたがそのリマインダーをしばしば無視する傾向があるような場合は，新しい方法を考えましょう。
3. カレンダーに，座位瞑想やマインドフルネスの活動，あるいはマインドフルな１日のための時間を書き込みましょう。地元の瞑想センターで，一日

がかりの瞑想会（リトリート）に登録したり，それを自分で計画したりすることができます。

4. 簡単なマインドフルネスの実践として，自然の中で時間を過ごす計画を立てましょう。好奇心を持って，あなたの周りの植物を見たり音を聞いたりしましょう。あなたの体に意識を向け，たとえば歩いているとき，ハイキングやサイクリングをしているとき，公園でただ座っているときに，何を感じているのかを確かめましょう。

5. マインドフルネス瞑想の教室に参加して，マインドフルネスへの関心と理解を深めましょう。教師と仲間の参加者から成るクラス構造とサポートは，継続的な参加に役立ちます。あるいは，オンラインのマインドフルネスコミュニティに参加し，実践のためのリマインドメールやコメント，提案を手に入れましょう。たとえば，www.eMindful.com を試してみましょう。

6. マインドフルネスを探究する仲間を見つけましょう。お互いにマインドフルネスの実践を続けるのを助けあいましょう。

7. マインドフルネスの講演会に行ったり，その分野の本を読んだり，CD を聴いたりしましょう。たとえあなたのマインドフルネスの実践がゆっくりでも，読書はあなたが日常生活で今この瞬間に意識を切り替えるのを助けてくれます。

8. マインドフルネスの日記やスクラップブックを使って，あなたの生活における今この瞬間の存在や気づきを表わしましょう。

9. あなたの体や思考，感情にもっと寄り添うという意図を持って，即興の教室に通ったり，ヨガや太極拳，ダンス，ロッククライミングなどの活動を行ったりしてみましょう。

10. 買い物や運転，テレビを見るときなど，日常生活の場でマインドフルになることを思い出しましょう。どんな時もあなたとあなたの生活とのより深いつながりのための良い機会にしましょう。

毎日の日々をマインドフルな気づきをもって過ごしてみよう

　毎日の日課の中にマインドフルネスを取り入れましょう。朝には，ベッドのなかで体をもぞもぞ動かすかわりに，起きてストレッチをするときの身体の感覚に意識を向けてみましょう。その瞬間，一日中気づいていようと心を決め，いつでも立ち止まって自分の注意と今この瞬間に気づけることを自覚しましょう。

　注意や気づきのトレーニングをするために，毎朝の日課を使ってみましょう。

たとえば，シャワーを浴びるとき，すぐに自動操縦になりぼんやりする傾向があることに気づいたとします。そのときには，石鹸の香りを嗅いだり，身体に水がかかる感覚を感じたり，そのときに聞こえる音を聞いたりするなど，感覚に意識を向ける実践の時間として，シャワーを使うことができるかどうか確認してみましょう。朝食を食べているときに，コーヒーや食べ物の匂いや温かさ，味わいなどに注意を向けることもできます。もしあなたが運動を日課にしている場合には，運動をしながらあなたの動きや呼吸，身体の感覚を，好奇心を持って意識するようにしましょう。

　家を出る準備をしているとき，その時々に時間通りに準備ができているかどうか注目しましょう。あなたは，出かける前に他のことをしたり，最後の数分に多くのことを詰め込んだりしていないでしょうか。これらのADHDの行動パターンに価値判断を伴わない気づきを向けながら，気を逸らしたり転換したりする行動をやめるとどのような感じがするか意識しましょう。気づきが増えれば，あなた自身をよくないパターンから引き離すことができるようになります。

　家を出発するとき，急いでいて体が緊張する傾向があることに気づきましょう。かわりに，深呼吸して身体をほぐしてみましょう。鍵に注意を向け，より気づきを高めて鍵を手に取り，バッグかポケットに入れます。そして少しだけゆっくり車に歩いていき，リラックスしたまま運転をします。遅刻しそうなときは，何が起きているのかに注目し，名前を付けてみましょう。たとえば，「遅れている」「疲れ果てているのを感じる」「急ぎたい気持ち」のように。そして，過度に反応したりスピード違反したりすることなく，それを受け入れる練習をしましょう。運転しているときは，赤信号を呼吸に注目するリマインダーとして使いましょう。

　会話をするときに，どのような話し方をしているかに注意を向けましょう。割って入ろうとしていないか，情報を盛り込みすぎていないか，話題から脱線していないか，確認しましょう。ほかのどんな自動的な言動パターンにも好奇心をもちましょう。たとえば，自動的に他者へ賛成や反対をしてしまうような無条件反射的反応などです。コミュニケーションスタイルへの気づきが増えれば，相手への伝え方に選択肢が増えます。愛する人と，マインドフルな会話をしてみてください。

　仕事で作業をしているとき，開始から終了までの過程に好奇心を持ちましょう。どのように働いているかに意識を向け，作業を続けることや完了させることに気が進まない気持ちをチェックしましょう。作業を最終的に終わらせるために

は努力が必要だということに気づきましょう。この過程の中で，どのような思考や感情があるのかに，好奇心を持ちましょう。

　一日を通して，圧倒された気持ちになっていないか，あるいは，絶好調な感じがしていないか，を，定期的にチェックして確認しましょう。身がすくむような気分なのでしょうか，それとも，やる気があって，エネルギーにあふれているのでしょうか？　ひょっとすると，重要な課題や複雑な課題を引き延ばしてしまう自分の傾向に気づくかもしれません。何が起きているのかに対して判断をはさまずに意識を向け，また体や思考，気持ち，行動をより深く確認するためにSTOPやRAINの方法を使ってみましょう。もし圧倒されたように感じているなら，時間を取って呼吸を意識し体をリラックスさせる時間を作りましょう。そうすると，物事が違って感じられるかもしれません。あるいは，いったん今起きていることに名前を付ければ——たとえば，「先延ばし」「恐怖」「信じられない」などのように——，その体験から距離を置くことができ，もはやその体験と同一化していない，ということに気づくかもしれません。あなたはまた，少しずつ，課題に取り組む意志や努力を再確認する機会も作り出しているのです。

　同僚や他の人と関わるとき，注意や今この瞬間への意識，判断をさしはさまない態度をもっと持つようにしてみましょう。あなた自身や他の人の共通している特性だけでなく，独自性についても興味を持てるかどうか確かめてみましょう。

　仕事や毎日の日課を一休みするときには，視覚的にものに注意を向けるさまざまな方法を模索してみましょう。たとえば，絵を見ているときには，その絵のもっとも明らかな構成要素に焦点を当て，それから背景に目を向けます。同時にその両方へと意識を広げることも試してみましょう。

　仕事が終わったら，家に帰っている途中で体の状態に意識を向け，リラックスしましょう。家に入る際には，その瞬間に意識を向けましょう。たとえば，家の鍵を置くこと，置かれる場所についてなど。理想を言えば，1つの場所を選んで，十分な気づきとともに鍵を置くあるいは，戻すように習慣づけましょう。

　家に帰ったらすぐに，十分な注意と自分がここにいるという感じをもってあなたの愛するものたちに声をかけましょう。触れ合いながら，愛や，関心，慈しみを表現しましょう。その人たちのありようや行動に対して，感謝の気持ちを感じ，表現するのです。あなた自身と他の人たちのために，マインドフルな存在になりましょう。

あなたの家族の子ども，（そしてあなたの中の子ども）のための マインドフルネス

　キャシーには ADHD をもつ 8 歳の息子のワーレンがいます。キャシーはマインドフルネスを学んでいて，その方法によってストレスが減り，より集中するようになり，新しいやり方で人生を送れるようになったと感じています。彼女は，ワーレンとふれあうなかで以前よりも寄り添うことができるようになり，より充実したやり方で楽しみながら一緒に時間を過ごすことができています。マインドフルネスと同じように ADHD を学ぶことによって，彼女は，慈しみやレジリエンスをもって息子の障害を理解できるようになりました。会話の中で彼女は「ワーレンがマインドフルネスを学ぶことができたらいいのに。とても気が張っていて，すぐ混乱するんです。子どもたちにマインドフルネスを教えられる教材とかありますか？」と語りました。

　5 歳から 6 歳の子どもたちのグループが教室の床の真ん中で円になって横たわっているところを想像してみましょう。マインドフルネスを教える先生は，やさしく次のように指示します。「クマのぬいぐるみをお腹の上に乗せ，上にいったり下にいったりするのを見てください」。子どもたちは今，自分の呼吸のリズムに合わせて，小さなクマのぬいぐるみを上下に動かしています。自分の呼吸を観察するうちに，普段はそわそわしている子どもたちが，ゆっくりと落ち着いてくるのです。このマインドフルネスの技法は，マインドフルネスの気づきを子どもたちに教える団体である Innerkids 財団の創設者である Susan Kaiser Greenland が使っているものです。同じように遊び心のあるエクササイズでは，子どもたちが自分の心に目を向け感情のバランスを取れるようにします。子どもたちはまた，慈しみ深くなり，お互いがつながりあえる方法も学びます。

　このタイプの教育は，とても多くの子どもがストレスや孤立感を感じている今日，非常に必要とされています。Innerkids や他の団体が，幼い子どもたちへのマインドフルネスを導入するにつれて，今日の学校教育過程ではしばしば見落とされているこのような基本的なスキルを子どもたちに与えれることについての関心が高まっています[1]。

　視覚や運動感覚を用いて学習することを好む ADHD をもつ成人は，子どもたちのためのマインドフルネスエクササイズが，理解しやすく役に立つと思うかもしれません。そして，もしあなたが親なら，そのエクササイズは楽しく子どもと一緒に過ごすのに役に立ちます。最終的には，あなたが子どもたちから教えられ

ることさえあるかもしれません。子どもたちのためのマインドフルネスについて
もっと知りたければ，Susan Kaiser Greenland の著書の『The Mindful Child』や，
他の同様の本を読むとよいでしょう。

心理学，マインドフルネス，スピリチュアリティーに注目する

　本書で，私はまず，心理的アプローチであるマインドフルネスを紹介し，
ADHD に対処する際の気づきと自己制御の育成に役に立つ可能性のあるマイン
ドフルネスという心の状態に焦点を当ててきました。しかし重要なことは，マ
インドフルネスの伝統は心理的技法以上のものであり，道徳性とスピリチュアリ
ティーに通じるものでもあるという点です。自己と現実の非永続性の概念，自分
から湧き出る欲望に打ち勝つこと，そして生きるものすべての相互依存は，マ
インドフルネスの重要な教えです。マインドフルネスの道は，道徳性を教え，自己
や他者，敵に向けてでさえも，慈しみを育みます。

　これらの基本概念を学び実現することは，非宗教的なマインドフルネスプログ
ラムを通してであれ，仏教や他のスピリチュアリティーを有する伝統を通してで
あれ，心理的な癒しと全体性を深める方法であると私は信じています。概して，
心理的アプローチは自己を統合することに焦点を当てるのに対して，マインドフ
ルネスやスピリチュアリティーは自己を超越することに焦点を当てるということ
ができます。心理学，マインドフルネス，スピリチュアリティーはお互いに補完
し合い，人間的な成長とレジリエンスを促進させることができるのです。

おわりに：ADHD と生きること，ADHD の人生を愛すること

　私たちの人生は，絶えず起きては過ぎていく，今この瞬間の一連として生じて
います。そのような瞬間とどのようにして出会うかによって，人生の展開に大き
な違いが生まれます。マインドフルネス（好奇心と思いやりを持って今この瞬間
に気づきを向けること）は，どんな仕方であっても，私たちが人生に「姿を現す」
ことを手助けしてくれます。そういった気づきがなければ，私たちは結局，ただ
形だけやっているふりをし，ストレスを感じ不幸な気持ちになり，自分自身や他
の人たちが十分に持っている可能性を見逃す可能性があります。

　そして ADHD をもつと，生活はどうなるのでしょう。ADHD をもつ生活はし
ばしば落胆や希望の狭間で揺れます。その中では，遊んだり，喜んだり，達成し
たりした次の瞬間に，疑ったり，恐れたり，絶望したりすることがあります。マ
インドフルネスの気づきの領域（気づきが解放と慈しみを持ってすべての体験を

包み込んでくれる）にいつでも近づくことができることを知っておくことは，命綱になり得ます。なぜなら，たとえ完全に治癒しなくても，精神的な解放と癒しが可能であることを理解していることでもあるからです。マインドフルネスはレジリエンスと希望をもたらしてくれる資源です。無限の方法で刻々と私たちを元気づけ，驚かせてくれるのです。

　マインドフルネスの実践からは，愛や確信，勇気が生まれます。それは，あなたの内的世界の経験が重要であり，十分な関心を向ける価値があるということを決定づける愛の行為です。ADHD をもっているかいないかにかかわらず，失敗や苦闘のただ中にいるときでさえ，自分には悪いところよりも良いところの方が多いと確信する行為です。気づきによってすべてを抱える，それが最大の痛みであっても，抱えきれないと思ったとしても，すべてを抱える勇気という行為です。マインドフルネスがあなたの傍にあれば，ADHD をもつ生活と ADHD がもたらすすべてのものを，ADHD の瞬間（そしてその間にあるすべての瞬間）に対する受容と深い感謝の気持ちをもって，迎え入れることができます。

　最終的にマインドフルネスは，自分自身，そして他の人に対するレッテルや話題を超えた美と神秘が私たちのなかに存在しているという深い気づきを与えます。その瞬間の思考や気持ちがどのようななものであったとしても，洞察と思いやりをもって答えることができる内的な資源もあるということを，私たちは深く知るようになります。私たちは知恵をもって観察し，識別することを学びます。また，私たちは，不完全さと苦闘しているときでも，統一体なのだということを知るようにもなります。それは，ADHD の瞬間でも，まさに今のこの瞬間でも，そうなのです。

　時間をとってこの本を読んでいただいたこと，そしてあなた自身やあなたのADHD，あなたのこれからの人生に寄り添うための新しい方法を探究することに心を開いていただいたことに感謝します。あなたにとってこのアプローチが，私が思っているのと同じくらい有用で，力を与え，癒しをもたらしてくれるものになることを願っています。そして何よりも私が願うのは，このアプローチがあなた自身のものになることです。

よくある質問

Q：薬物治療と瞑想のどちらを試すべきでしょうか？

その回答は，状況によります。まずあなたの ADHD の重症度はどのくらいでしょうか。そして薬物治療以外の方法に対して，どの程度意欲をもって取り組もうとしているでしょうか。（このような問いに対して）通常私はどちらも試すことを勧めています。薬物治療は多くの人に効果があり，あなたにも大きな変化をもたらすでしょう。実際あなたは薬物治療によって，マインドフルネスの能力，特に，ちょっと立ち止まり，衝動性を抑制し，自己内省をする能力を高めることができるでしょう。しかしもしもあなたが投薬による重篤な副作用を経験しているのなら——もしくは薬物への依存を最小限にしたいのであれば——認知行動療法や瞑想のような，非薬物的なアプローチを検討してみるべきでしょう。特に軽度の ADHD をもつ人たちは，非薬物的アプローチだけでも症状を軽快させることができます。

マインドフルネスのような方法は，他の認知の訓練と同じように，薬物療法を補完することがあります。ですから，どちらかを減らしてもまた同じレベルで維持しても，ADHD の症状の改善という結果につながると考えられます。しかし現段階では，ADHD に対する薬物療法と瞑想の関連は研究途上にあります。

Q：ADHD の薬物治療はわたしのマインドフルネスの実践の妨げとなるのでしょうか？　それとも助けとなるのでしょうか？

まずはやってみましょう。座位の実践に関していえば，ADHD の薬物療法によって，静座時間のあいだ集中しやすくなったり，落ち着きのなさを抑制しやすくなったりする人がいるということがわかっています。また一方で，薬物療法によって課題を遂行しにくい状態になることがわかったために，薬物療法をせずに静座瞑想を実践することを好むようになった人もいます。さきに述べたように，精神刺激薬の治療によって日常生活でより自然に思慮深く，あるいはマインドフルな状態になれる，と一部の患者は報告しています。（刺激薬の投薬により）取

り組んだどの課題にもやる気が起き，熱中できたと感じた患者もいました。あなたが何を選んだとしたとしても，あなたの実践や日課における結果を観察する際にマインドフルな意識が活用できるでしょう。

Q：マインドフルネスを含む瞑想はある種のスピリチュアルな修養ではないかと思いました。そうではないでしょうか？　もしそうなら，わたしはすでにスピリチュアルな修養をしていることになりますね？

たしかに仏教，ヒンドゥー教，イスラム教，キリスト教，あるいはユダヤ教において，瞑想はしばしば一種の宗教的な修養になっています。その一方で，マインドフルネスは，心身の機能を高め，脳を活性化するための，宗教とは関係のない手段としても用いることができます。現在，クリニックや病院では，マインドフルネスの瞑想を非宗教的な方法で教えています（UCLA の Mindful Awareness Research Center などがその一例です）。このように非宗教的な方法でマインドフルネスを実践するとき，特定の宗教観を持つ必要はありません。

しかし，マインドフルネスの非宗教的なコースにおいても，親睦や慈しみ，許容，感謝といったようなテーマとともに，倫理観が検討されることはよくあります。このような普遍的な教えというものは，マインドフルネスの練習をサポートするものですし，何であっても，あなた自身のスピリチュアルな修養（宗教的な修養を含む）とも関連することがあるでしょう。

Q：瞑想のとき，人の心は無になっているのだと思いますが，私の心は（思考が）止まらないのです。

瞑想中の状態についてはさまざまな誤解があり，この質問もその 1 つです。

マインドフルネスの練習をはじめると，あなたの心がいかにせわしないものかに気づくでしょう。さらに実践を重ねたり，すっかりリラックスできるようになったりすると，あなたはしばしの心の静寂を経験するかもしれません。しかしマインドフルネスの経験がうまくいくために，心の静寂を経験することが必ずしも必要というわけではありません。うまくいっている実践というのは，どんな状態であれ，今という瞬間に気づいていることなのです。

Q：マインドフルネスを学ぶためには，静座瞑想をしなくてはいけないのでしょうか。

いいえ，必要ありません。あなたはふだんの生活の中でマインドフルな瞬間を実践し，学び，またそこから利益を得ることができます。たとえば，もしあなたが一日の流れの中で何度か激しい感情を経験しているなら，その感情を経験しているそのときに，自分の身体感覚に注意をはらったり，自己への慈しみ（Step 6 でとりあげた）を行ったりすることで，マインドフルな気づきの実践をすることができます。ヨガや太極拳，武道といったような実践も，気づきに焦点を当てて行えば，今というこの瞬間に集中する練習のよい方法になります。

Q：なぜ静座瞑想にむしろ悩まされるのでしょうか？

静座瞑想は日常生活の大半とは対照的な，静寂の中で「何もしないこと」によってもたらされる経験を観察する機会を与えてくれます。それは，私たちが意識の微妙な変化に気づいたり，他の方法では気づいてこなかったことに気づいたりするのに役立ちます。静座瞑想では注意を訓練し内観を拡充するための，いわゆる1つの「研究室」が創り出され，あなたが新しい方法で自分自身を体感できる手助けになります。このような理由で，少なくとも何回かは自宅で，あるいは教室やワークショップに参加して，静座瞑想をやってみることを，私はお勧めします。たとえ，日常生活で定期的に静座瞑想を継続するのは難しいとわかったとしても，その経験は，非常に有益で，転機とさえなることがわかるでしょう。

Q：マインドフルであるためには，判断しないあり方が求められています。それは，どんな評価もしないということなのでしょうか，それとも「何でもあり」ということなのでしょうか。

日常私たちは，誰かが過度に批判的だったり非難めいたりしているさまを描写するために，「価値判断している」とか「価値判断的」というような言葉を使うことがあります。しかし判断は認識力や良い判断，そして善悪の区別をつけることをも意味します。マインドフルネスの初心者はしばしば，良い評価でさえもしてはいけないのではないかと気をもみます。この点を明らかにしておくことは，重要です。

マインドフルネスでは価値判断的ではない姿勢が，自分自身との健全なつながりや総合的な良い判断を育てる第一歩になります。マインドフルな自己観察では，初期にどのような判断も差しひかえることによって，「これは良い」とか

「これは悪い」といったような先入観なしに，あらゆるものを純粋にみるための解放感を創り出します。価値判断的ではないこの心構えによって，私たちは，反応的にならずに，自分の思考や気持ちに注意を払うことができるのです。

　この初めの心構えによって，何があるのかについて十分に気づくことができ，何が関与しているのかへの気づきが広がります。このプロセスを通して，私たちの信念を十分に吟味することができます。このようにしてマインドフルネスは，毎日の生活の中で健全な判断ができる方法を整えたり，必要であれば，健康な変化を促したりします。価値判断的でない観察は，特に倫理観と結びつくと，何が助けになって何が助けにならないのか，何が道徳的で何が道徳的ではないのかを鑑別する助けになります。このように，マインドフルネスと適切な判断は密接に関連しているのです。

ADHD 症状のチェックリスト

（成人期の ADHD 自己記入式症状チェックリスト）〔ASRS-v1.1〕

氏名	日付				
下記のパート A および B のすべての質問に答えてください。 質問に答える際は，過去 6 カ月間におけるあなたの感じ方や行動を最もよく表す欄にチェック印を付けてください。医師に面談する際にこれを持参し，回答結果について相談してください。	全くない	めったにない	時々	頻繁	非常に頻繁
1. 物事を行なうにあたって，難所は乗り越えたのに，詰めが甘くて仕上げるのが困難だったことが，どのくらいの頻度でありますか。					
2. 計画性を要する作業を行なう際に，作業を順序だてるのが困難だったことが，どのくらいの頻度でありますか。					
3. 約束や，しなければならない用事を忘れたことが，どのくらいの頻度でありますか。					
4. じっくりと考える必要のある課題に取り掛かるのを避けたり，遅らせたりすることが，どのくらいの頻度でありますか。					
5. 長時間座っていなければならない時に，手足をそわそわと動かしたり，もぞもぞしたりすることが，どのくらいの頻度でありますか。					
6. まるで何かに駆り立てられるかのように過度に活動的になったり，何かせずにいられなくなることが，どのくらいの頻度でありますか。					
				パート A	
7. つまらない，あるいは難しい仕事をする際に，不注意な間違いをすることが，どのくらいの頻度でありますか。					
8. つまらない，あるいは単調な作業をする際に，注意を集中し続けることが，困難なことが，どのくらいの頻度でありますか。					

9. 直接話しかけられているにもかかわらず，話に注意を払うことが困難なことはどのくらいの頻度でありますか。					
10. 家や職場に物を置き忘れたり，物をどこに置いたかわからなくなって探すのに苦労したことが，どのくらいの頻度でありますか。					
11. 外からの刺激や雑音で気が散ってしまうことが，どのくらいの頻度でありますか。					
12. 会議などの着席していなければならない状況で，席を離れてしまうことが，どのくらいの頻度でありますか。					
13. 落ち着かない，あるいはソワソワした感じが，どのくらいの頻度でありますか。					
14. 時間に余裕があっても，一息ついたり，ゆったりとくつろぐことが困難なことが，どのくらいの頻度でありますか。					
15. 社交的な場面でしゃべりすぎてしまうことが，どのくらいの頻度でありますか。					
16. 会話を交わしている相手が話し終える前に会話をさえぎってしまったことが，どのくらいの頻度でありますか。					
17. 順番待ちしなければならない場合に，順番を待つことが困難なことが，どのくらいの頻度でありますか。					
18. 忙しくしている人の邪魔をしてしまうことが，どのくらいの頻度でありますか。					

パートB

Questions from the World Health Organization Adult ADHD Self-Report Scale (ASRS-v1.1) Symptoms Checklist.You can download a printable version of this table from www.shambhala.com/MindfulnessPrescription.

ADHD ASRS Screener v1.1 and ADHD-ASRS Symptoms Checklist v1.1 are copyrighted by the World Health Organization.

The scale was translated by Toshinobu Takeda, MD, PhD, Ryukoku University.

使い方

症状

1. 症状チェックリスト[1]のパートＡおよびＢのすべての質問に回答してください。各症状のみられうる頻度に最も近い回答欄にチェックをつけてください。
2. パートＡを採点します。パートＡのグレーで色づけした回答欄に４つ以上チェックがついている場合，あなたは成人期のADHDに該当する可能性が高いので，さらなるアセスメント（検査）が必要です。
3. パートＢへの回答から，症状に関するさらなる情報を得ることができます。グレーで色づけした回答欄へのチェックに特に注目してください。

機能障害

1. あなたの症状チェックリストの全体を見直し，症状に関する機能障害のレベルを評価します。
2. 職場，学校，社会，家庭での状況について考慮します。
3. あなたの症状の頻度が高い場合は，それらの問題が職場での能力，家事，配偶者・重要な他者との人間関係にどのような影響を与えているか考えてみてください。

病歴

　これらの症状やそれに近い症状が小児期に存在したかどうかを評価します。成人期ADHDでは小児期に正式な診断を受けている必要はありません。病歴を評価するにあたって，注意や自己コントロールの問題が人生の早期にあらわれ，持続的であることを確認しましょう。小児期から持続している顕著な症状もあるはずですが，すべての症状が揃っている必要はありません。

キー

不注意な症状を表す質問：1, 2, 3, 4, 7, 8, 9, 10, 11
多動性・衝動性の症状を表す質問：5, 6, 11, 12, 13, 14, 15, 16, 17, 18

マインドフルネス・エクササイズのリスト

STEP 1
探究　1.1：視覚的な注意と気づきで楽しむ
探究　1.2：非視覚的な注意で楽しむ
探究　1.3：五感にアクセスする
探究　1.4：マインドフルに食べること

STEP 2
探究　2.1：3つの部分で呼吸に気づく
探究　2.2：マインドフルな呼吸（CD track 2）
探究　2.3：マインドフルな呼吸とウォーキング

STEP 3
探究　3.1：音楽を聴く
探究　3.2：音，呼吸，体のマインドフルネス（CD track 3）
探究　3.3：ストップ（STOP）練習

STEP 4
探究　4.1：ボディースキャン（CD track 4）
探究　4.2：マインドフルな動作
探究　4.3：マインドフルウォーキング（CD track 5）
探究　4.4：振動して踊る瞑想
探究　4.5：落ち着かなさに働きかける

STEP 5
探究　5.1：空のような心（CD track 6）
探究　5.2：木の下であなたの思考を眺めてみましょう
探究　5.3：海のような心

STEP 6

探究　6.1：心地よい出来事，不快な出来事，中立的出来事

探究　6.2：RAIN（CD track 7）

探究　6.3：慈しみの瞑想（CD track 8）

STEP 7

探究　7.1：話すときの STOP

探究　7.2：マインドフルな聴き方と話し方

探究　7.3：マインドフルな存在（CD track 9）

STEP 8

探究　8.1：課題と共に STOP の実践を用いること

探究　8.2：山の瞑想

探究　8.3：価値観ワークシート

探究　8.4：「息を吸って，私は……のようである」

探究　8.5：良い習慣をトレーニングする

注

読者の皆さんへ：今回は，いつもと違うことをしてみましょう

1. Jeffrey M. Greeson, "Mindfulness Research Update: 2008," Complementary Health Practice Review 14, no. 1 (January 2009): 10–18; and Lisa Flook et al., "Effects of Mindful Awareness Practices on Executive Functions in Elementary School Children," Journal of Applied School Psychology 26, no. 1 (2010): 70–95.
2. See Britta Hölzel et al., "Mindfulness Practice Leads to Increases in Regional Brain Gray Matter Density," Psychiatry Research 191, no. 1 (2011): 36–43; and Antoine Lutz et al., "Mental Training Enhances Attentional Stability: Neural and Behavioral Evidence," Journal of Neuroscience 29, no. 42 (October 2009): 13418–13427.
3. Lidia Zylowska et al., "Mindfulness Meditation Training in Adults and Adolescents with Attention Deficit Hyperactivity Disorder: A Feasibility Study," Journal of Attention Disorders 11, no. 6 (May 2008): 737–746.

1. 注意を向ける別の方法

1. Jefferey N. Epstein and Yehoshua Tsal, "Evidence for Cognitive Training as a Treatment Strategy for Children with Attention- Deficit/Hyperactivity Disorder," Journal of ADHD and Related Disorders 1 no. 2 (2010): 49–64.
2. Kirk Warren Brown, Richard M. Ryan, and J. David Creswell, "Mindfulness: Theoretical Foundations and Evidence for Its Salutary Effects," Psychological Inquiry 18, no. 4 (2007): 211–237.
3. See Lidia Zylowska, Susan Smalley, and Jeffrey Schwartz, "Mindfulness for Attention Deficit Hyperactivity Disorder," in Clinical Handbook of Mindfulness, ed. Fabrizio Didona (New York: Springer-Verlag, 2008); and Shruti Baijal and Rashmi Gupta, "Meditation-Based Training: A Possible Intervention for Attention Deficit Hyperactivity Disorder," Psychiatry 5, no. 4 (April 2008): 48–55.
4. Zindel V. Segal, J. Mark G. Williams, and John D. Teasdale, Mindfulness-Based Cognitive Therapy for Depression: A New Approach to Preventing Relapse (New York: Guilford, 2002).
5. Scott R. Bishop et al., "Mindfulness: A Proposed Operational Definition," Clinical Psychology Science and Practice 11, no. 3 (2004): 230–241.
6. Ruth A. Baer et al., "Construct Validity of the Five Facet Mindfulness Questionnaire in Meditating and Nonmeditating Samples," Assessment 15, no. 3 (2008): 329–342.
7. Jon Kabat-Zinn, Full Catastrophe Living: Using the Wisdom of Your Body and Mind to

Face Stress, Pain, and Illness (New York: Delacorte Press, 1990).

8. See Segal, Williams, and Teasdale.

9. For discussion of Dialectical Behavioral Therapy (DBT) and Acceptance Commitment Therapy (ACT), see Steven C. Hayes, Victoria M. Follette, and Marsha M. Linehan, eds., Mindfulness and Acceptance: Expanding the Cognitive-Behavioral Tradition (New York: Guilford, 2004). For mindfulness in Gestalt therapy, see Philip Brownell, Gestalt Therapy: A Guide to Contemporary Practice (New York: Springer, 2010).

10. Alberto Chiesa, Raffaella Calati, and Alessandro Serretti, "Does Mindfulness Training Improve Cognitive Abilities? A Systematic Review of Neuropsychological Findings," Clinical Psychology Review 31, no. 3 (April 2011): 449–464.

11. Melissa A. Tanner et al., "The Effects of The Transcendental Meditation Program on Mindfulness," Journal of Clinical Psychology (2009): 574–589.

12. Susan L. Smalley et al., "Mindfulness and Attention Deficit Hyperactivity Disorder," Journal of Clinical Psychology 65, no. 1 (2009): 1087–1098.

2. ADHD におけるマインドフルネスと自己調整

1. Walter Mischel, Yuichi Shoda, and Monica L. Rodriguez, "Delay of Gratification in Children," Science n.s. 244, no. 4907 (May 1989): 933–938.

2. Jonah Lehrer, "Don't! The Secret of Self-Control," New Yorker, 18 May 2009, 26–32.

3. Russell A. Barkley, ADHD and the Nature of Self-Control (New York: Guilford, 1997). The 2006 paperback edition has a new afterword. No t e s 213

4. Russell A. Barkley, "The Nature of ADHD: The Executive Functions and Self Regulation," lecture at the 2010 CHADD Conference in Atlanta, GA, presented November 11, 2010.

5. Brandon J. Schmeichel and Roy F. Baumeister, "Self-Regulatory Strength," in Baumeister and Kathleen Vohs, eds., Handbook of Self-Regulation, 2nd ed. (New York: Guilford Press, 2011), 64–82.

6. Barkley, ADHD and the Nature of Self-Control.

7. Russell A. Barkley, Taking Charge of Adult ADHD (New York: Guilford Press, 2010).

8. See Lidia Zylowska, Susan Smalley, and Jeffrey Schwartz, "Mindfulness for Attention Deficit Hyperactivity Disorder," in Clinical Handbook of Mindfulness, ed. Fabrizio Didona (New York: Springer- Verlag, 2008); and Shruti Baijal and Rashmi Gupta, "Meditation-Based Training: A Possible Intervention for Attention Deficit Hyperactivity Disorder," Psychiatry 5, no. 4 (April 2008): 48–55.

9. Bernd Hesslinger et al., "Psychotherapy of Attention Deficit Hyperactivity Disorder in Adults: A Pilot Study Using a Structured Skills Training Program," European Archives of Psychiatry and Clinical Neuroscience 252, no. 4 (2002): 177–184; and Alexandra Philipsen et al., "Structured Group Psychotherapy in Adults with Attention Deficit Hyperactivity Disorder: Results of an Open Multicentre Study," Journal of Nervous and Mental Disease 195, no. 12 (2007): 1013–1019.

10. Philipsen et al., 1013–1019.

11. Nirbhay N. Singh et al., "Mindfulness Training for Parents and Their Children with ADHD Increases the Children's Compliance," Journal of Child and Family Studies 19, no. 2 (2010): 157–166.

12. Saskia van der Oord, Susan M. Bögels, and Dorreke Peijnenburg, "The Effectiveness of

Mindfulness Training for Children with ADHD and Mindful Parenting for their Parents,"
Journal of Child Family Studies (February 2011): 1–9.

13. Linda J. Harrison, Ramesh Manocha, and Katya Rubia, "Sahaja Yoga Meditation as
Family Treatment Programme for Children with Attention Deficit Hyperactivity Disorder,"
Clinical Child Psychology and Psychiatry 9, no. 4 (2004): 479–497.

14. Sarina J. Grosswald et al., "Use of the Transcendental Meditation Technique to Reduce
Symptoms of Attention Deficit Hyperactivity Disorder (ADHD) by Reducing Stress and
Anxiety: An Exploratory Study," Current Issues in Education 10, no. 2 (December 2008),
http://cie.asu.edu/volume10/number2/.

15. Peng Pang, "Alternative Treatment for Teenagers with Mental Illness: Results from a
Twelve-Week Controlled Pilot Study," American Psychiatric Association 2010 Annual
Meeting, abstract NR2-77, presented 24 May 2010; and Maria Hernandez-Reif, Tiffany
Field, and Eric Thimas, "Adolescents with Attention Deficit Hyperactivity Disorder
Benefit from Tai Chi," Journal of Bodywork and Movement Therapies 5, no. 2 (2001):
120–123.

16. Amishi P. Jha, Jason Krompinger, and Michael J. Baime, "Mindfulness Training Modifies
Subsystems of Attention," Cognitive, Affective, & Behavioral Neuroscience 7, no. 2
(2007): 109–119.

17. Katherine A. MacLean et al., "Intensive Meditation Training Improves Perceptual
Discrimination and Sustained Attention," Psychological Science 21, no. 6 (2010): 829–
839.

18. Alberto Chiesa, Raffaella Calati, and Alessandro Serretti, "Does Mindfulness Training
Improve Cognitive Abilities? A Systematic Review of Neuropsychological Findings,"
Clinical Psychology Review 31, no. 3 (April 2011): 449–464.

19. Richard Chambers, Barbara Chuen Yee Lo, and Nicholas B. Allen, "The Impact of
Intensive Mindfulness Training on Attentional Control, Cognitive Style, and Affect,"
Cognitive Therapy and Research 32, no. 3 (2008): 303–322.

20. Amishi P. Jha et al., "Examining the Protective Effects of Mindfulness Training on
Working Memory Capacity and Affective Experience," Emotion 10, no. 1 (2010): 54–64.

21. Lisa Flook et al., "Effects of Mindful Awareness Practices on Executive Functions in
Elementary School Children," Journal of Applied School Psychology 26, no. 1 (2010):
70–95.

22. Russell A. Barkley and Mariellen Fischer, "The Unique Contribution of Emotional
Impulsiveness to Impairment in Major Life Activities in Hyperactive Children as Adults,"
Journal of the American Academy of Child and Adolescent Psychiatry 49, no. 5 (May
2010): 503–513.

23. Richard Chambers, Eleonora Gullone, and Nicholas B. Allen, "Mindful Emotion
Regulation: An Integrative Review," Clinical Psychology Review 29 (2009): 560–572.

24. John D. Teasdale et al., "Prevention of Relapse/Recurrence in Major Depression by
Mindfulness-Based Cognitive Therapy," Journal of Consulting and Clinical Psychology
68, no. 4 (2000): 615–623.

25. Willem Kuyken et al., "Mindfulness-Based Cognitive Therapy to Prevent Relapse in
Recurrent Depression," Journal of Consulting and Clinical Psychology 76 (2008): 966–
978.

26. Kirk Warren Brown and Richard M. Ryan, "The Benefits of Being Present: Mindfulness and Its Role in Psychological Well-Being," Journal of Personality and Social Psychology 84, no. 4 (2003): 822–848.

27. Nirbhay N. Singh et al., "Individuals with Mental Illness Can Control Their Aggressive Behavior through Mindfulness Training," Behavior Modification 31, no. 3 (May 2007): 313–328.

28. Jeffrey M. Greeson, "Mindfulness Research Update: 2008," Complementary Health Practice Review 14, no. 1 (January 2009): 10–18.

29. Rodrigo Escobar et al., "Worse Quality of Life for Children with Newly Diagnosed Attention-Deficit/Hyperactivity Disorder, Compared with Asthmatic and Healthy Children," Pediatrics 116, no. 3 (September 2005): 364–369.

30. Val A. Harpin, "The Effect of ADHD on the Life of an Individual, Their Family, and Community from Preschool to Adult Life," Archives of Disease in Childhood 90, suppl. 1 (February 2005): i2–i7.

31. See the Mindfulness Research Guide at www.mindfulexperience .org/publications.php.

32. Richard J. Davidson et al., "Alterations in Brain and Immune Function Produced by Mindfulness Meditation," Psychosomatic Medicine 65, no. 4 (2003): 564–570.

33. See Harpin and Laurel Eakin, et al., "The Marital and Family Functioning of Adults with ADHD and Their Spouses," in Journal of Attention Disorders 8 no 1 (2004): 1–10.

34. David W. Goodman, "The Consequences of Attention-Deficit/Hyperactivity Disorder in Adults," Journal of Psychiatric Practice 13, no. 5 (2007): 318–327.

35. Daniel J. Siegel, The Mindful Brain: Reflection and Attunement in the Cultivation of Well-Being (New York: Norton, 2007).

36. James W. Carson et al., "Mindfulness-Based Relationship Enhancement," Behavior Therapy 35, no. 3 (2004): 471–494.

37. Ludwig Grepmair et al., "Promoting Mindfulness in Psychotherapists in Training Influences the Treatment Results of Their Patients: A Randomized, Double-Blind, Controlled Study," Psychotherapy and Psychosomatics 76, no. 6 (2007): 332–338.

38. See Sharon Begley, Train Your Mind, Change Your Brain: How a New Science Reveals Our Extraordinary Potential to Transform Ourselves (New York: Ballantine Books, 2007); and Jeffrey M. Schwartz and Sharon Begley, The Mind and the Brain: Neuroplasticity and the Power of Mental Force (New York: HarperCollins, 2002).

39. Eleanor A. Maguire, Katherine Woollett, and Hugo J. Spiers. "London Taxi Drivers and Bus Drivers: A Structural MRI and Neuropsychological Analysis," Hippocampus 16 (2006): 1091–1101.

40. Torkel Klingberg et al., "Computerized Training of Working Memory in Children with ADHD: A Randomized, Controlled Trial," Journal of the American Academy of Child and Adolescent Psychiatry 44, no. 2 (2005): 177–186.

41. Gregg H. Recanzone, Christoph E. Schreiner, and Michael M. Merzenich, "Plasticity in the Frequency Representation of Primary Auditory Cortex following Discrimination Training in Adult Owl Monkeys," Journal of Neuroscience 13, no. 1 (January 1993): 87–103.

42. Sara W. Lazar et al., "Meditation Experience Is Associated with Increased Cortical Thickness," Neuroreport 16, no. 17 (2005): 1893–1897.

43. Heleen A. Slagter et al., "Mental Training Affects Distribution of Limited Brain Resources," PLoS Biology 5, no. 6 (June 2007): e138.
44. Yi-Yuan Tang et al., "Short-Term Meditation Training Improves Attention and Self-Regulation," PNAS 104, no. 43 (2007): 17152–17156.
45. Britta Hölzel et al., "Mindfulness Practice Leads to Increases in Regional Brain Gray Matter Density," Psychiatry Research 191, no. 1 (January 2011): 36–43.

3. 8ステッププログラムの準備

1. J. David Creswell et al., "Neural Correlates of Disposition Mindfulness during Affect Labeling," Psychosomatic Medicine 69, no. 6 (2007): 560–565.

STEP 1 より今に

1. Michael Posner et al., "Analyzing and Shaping Human Attentional Networks," Neural Networks 19, no. 9 (November 2006): 1422–1429.
2. Jennifer C. Mullane et al., "Alerting, Orienting, and Executive Attention in Children with ADHD," Journal of Attention Disorders 15, no. 4 (May 2011): 310–320.
3. Named after the Danish psychologist Edgar Rubin, who first presented this optical illusion in his 1915 study Synsoplevede Figurer (Visual Figures).
4. I am indebted to the psychologist and neurofeedback pioneer Dr. Les Fehmi for emphasizing the awareness of space, timelessness, nothingness, or absence in facilitation of an open-awareness state. Dr. Fehmi has described an approach similar to mindfulness derived from his work with neurofeedback. His book Open-Focus Brain: Harnessing the Power of Attention to Heal Mind and Body (with Jim Robbins; Boston: Trumpeter, 2007) describes practices such as looking at a painting, noticing its foreground, expanding the focus to simultaneously include its background, then expanding the focus further to include the awareness of space between yourself and the painting.
5. The raisin exercise was first described in Jon Kabat-Zinn, Full Catastrophe Living: Using the Wisdom of Your Body and Mind to Face Stress, Pain, and Illness (New York: Delacorte Press, 1990).

STEP 3 気づきを向けて固定しよう

1. Devarajan Sridharan et al., "Neural Dynamics of Event Segmentation in Music: Converging Evidence for Dissociable Ventral and Dorsal Streams," Neuron 55, no. 3 (August 2007): 521–532.

STEP 4 体の声を聴こう

1. The body-scan exercise is modeled after one described in Jon Kabat-Zinn, Full Catastrophe Living: Using the Wisdom of Your Body and Mind to Face Stress, Pain, and Illness (New York: Delacorte Press, 1990).
2. Ellen Fliers et al., "Motor Coordination Problems in Children and Adolescents with ADHD Rated by Parents and Teachers: Effects of Age and Gender," Journal of Neural Transmission 115, no. 2 (2008): 11–20.
3. Mariya V. Cherkasova and Lily Hechtman, "Neuroimaging in Attention-Deficit

Hyperactivity Disorder: Beyond the Frontostriatal Circuitry," Canadian Journal of Psychiatry 54, no. 10 (October 2009): 651–664.

4. Dana R. Carney, Amy J. C. Cuddy, and Andy J. Yap, "Power Posing: Brief Nonverbal Displays Affect Neuroendocrine Levels and Risk Tolerance," Psychological Science 21, no. 10 (October 2010): 1363–1368.

5. James Gordon, Unstuck: Your Guide to the Seven-Stage Journey Out of Depression (New York: Penguin, 2008).

STEP 5　あなたの心を観察しよう

1. Julie Sarno Owens et al., "A Critical Review of Self-Perceptions and the Positive Illusory Bias in Children with ADHD," Clinical Child and Family Psychology Review 10, no. 4 (2007): 335–351.

2. Nicole M. Evangelista et al., "The Positive Illusory Bias: Do Inflated Self-Perceptions in Children with ADHD Generalize to Perceptions of Others?" Journal of Abnormal Child Psychology 36, no. 5 (July 2008): 779–791.

3. Laura E. Knouse et al., "Accuracy of Self-Evaluation in Adults with ADHD: Evidence from a Driving Study," Journal of Attention Disorders 8, no. 4 (May 2005): 221–234.

4. Catherine M. Golden, "The Positive Illusory Bias: An Examination of Self-Perceptions in Adults with ADHD Symptomatology" (master's thesis, Ohio University, 2007), http://etd.ohiolink.edu/send-pdf.cgi/Golden%20Catherine%20M.pdf?ohiou1169218713.

5. Norman A. S. Farb et al., "Attending to the Present: Mindfulness Meditation Reveals Distinct Neural Modes of Self-Reference," Social Cognitive and Affective Neuroscience 2, no. 4 (2007): 313–322.

6. Ed Watkins and John D. Teasdale, "Rumination and Overgeneral Memory in Depression: Effects of Self-Focus and Analytic Thinking," Journal of Abnormal Psychology 110, no. 2 (May 2001): 353–357.

7. Richard J. Davidson, "Well-Being and Affective Style: Neural Substrates and Biobehavioural Correlates," Philosophical Transactions of the Royal Society 359 (2004): 1395–1411.

8. See Kalina Christoff, Alan Gordon, and Rachell Smith, "The Role of Spontaneous Thought in Human Cognition," in Neuroscience of Decision Making, eds. Oshin Vartanian and David R. Mandel (London: Psychology Press, 2011); and Kalina Christoff et al., "Experience Sampling during fMRI Reveals Default Network and Executive System Contributions to Mind Wandering," Proceedings of the National Academy of Sciences 106, no. 21 (2009): 8719–8724.

9. See Kalina Christoff et al. (2009), pp. 8719–8724.

10. Jonathan W. Schooler, "Re-representing Consciousness: Dissociations between Experience and Meta-Consciousness." Trends in Cognitive Sciences 6, no. 8 (August 2002): 339–344, and personal communication, September 24, 2010.

11. Marsha M. Linehan, Skills Training Manual for Treating Borderline Personality Disorder (New York: Guilford, 1993).

12. Bernd Hesslinger et al., "Psychotherapy of Attention Deficit Hyperactivity Disorder in Adults: A Pilot Study Using a Structured Skills Training Program," European Archives of Psychiatry and Clinical Neuroscience 252, no. 4 (2002): 177–184.

13. http://en.wikipedia.org/wiki/Serenity_Prayer. Accessed October 1, 2010.
14. Steven A. Safren et al., Mastering Your Adult ADHD: A Cognitive-Behavioral Treatment Program: Client Workbook (New York: Oxford University Press, 2005). Originally described in Michael W. Otto, "Stories and Metaphors in Cognitive-Behavior Therapy," Cognitive-Behavioral Practice 7, no. 2 (2000), pp. 166–172.
15. Aaron T. Beck, Cognitive Therapy and the Emotional Disorders (Madison, CT: International Universities Press, Inc., 1975).

STEP 6 情動にうまく対応しよう

1. Russell A. Barkley and Mariellen Fischer, "The Unique Contribution of Emotional Impulsiveness to Impairment in Major Life Activities in Hyperactive Children as Adults," Journal of the American Academy of Child and Adolescent Psychiatry 49, no. 5 (May 2010): 503–513.
2. Paul Ekman, Emotions Revealed: Recognizing Faces and Feelings to Improve Communication and Emotional Life (New York: Times Books, 2003).
3. This exercise is adapted from Jon Kabat-Zinn's MBSR program in Full Catastrophe Living: Using the Wisdom of Your Body and Mind to Face Stress, Pain, and Illness (New York: Delacorte Press, 1990).
4. Marsha M. Linehan, Skills Training Manual for Treating Borderline Personality Disorder (New York: Guilford, 1993).
5. Mark R. Leary et al., "Self-Compassion and Reactions to Unpleasant Self-Relevant Events: The Implications of Treating Oneself Kindly," Journal of Personality and Social Psychology 92, no. 5 (2007): 887–904.
6. Barbara Fredrickson, "The Value of Positive Emotions," American Scientist 91, no. 4 (July–August 2003): 330–335.
7. Robert A. Emmons, Thanks! How the New Science of Gratitude Can Make You Happier (Boston: Houghton Mifflin, 2007).
8. Deborah D. Danner, David A. Snowdon, and Wallace V. Friesen, "Positive Emotions in Early Life and Longevity: Findings from the Nun Study," Journal of Personality and Social Psychology 80, no. 5 (2001): 804–813.
9. The HUMAINE Emotion Annotation and Representation Language (EARL). The emotion categories are from http://emotionresearch. net/projects/humaine/earl/ proposal#Categories. See E. Douglas-Cowie et al., "The HUMAINE Database: Addressing the Collection and Annotation of Naturalistic and Induced Emotional Data," in Proceedings of the Affective Computing and Intelligent Interaction (Lisbon, Portugal, 2007), pp. 488–500. Retreived from http://dx.doi.org/10.1007/978-3-540-74889-2_43.

STEP 7 上手なコミュニケーション

1. Philip Shaw et al., "Attention-Deficit/Hyperactivity Disorder Is Characterized by a Delay in Cortical Maturation," PNAS 104, no. 49 (December 2007): 19649–19654.

STEP 8 効率的になるためにペースを落とそう

1. Steven Hayes, Get Out of Your Mind and Into Your Life: The New Acceptance and

Commitment Therapy (Oakland, Calif.: New Harbinger, 2005).

2. Mary Pipher, Reviving Ophelia: Saving the Selves of Adolescent Girls (New York: Ballantine, 1995), 157.

3. Russell A. Barkley, Keven R. Murphy, and Tracie Bush, "Time Perception and Reproduction in Young Adults with Attention Deficit Hyperactivity Disorder," Neuropsychology 15, no. 3 (July 2001): 351–360; and Eve M. Valera et al., "Neural Substrates of Impaired Sensorimotor Timing in Adult Attention-Deficit/Hyperactivity Disorder," Biological Psychiatry 68, no. 4 (August 2010): 359–367.

4. まとめ

1. See, for example, the website of the Association for Mindfulness in Education, at http://www.mindfuleducation.org/about.html.

ADHD 症状のチェックリスト

1. The World Health Organization Adult ADHD Self-Report Scale (ASRS-v1.1) Symptom Checklist. See R. C. Kessler et al., "The World Health Organization Adult ADHD Self-Report Scale (ASRS): A Short Screening Scale for Use in the General Population," in Psychological Medicine 35 no. 2 (Feb. 2005): 245–256.

CDトラックリスト

1. イントロダクション
2. マインドフル呼吸法
3. 音，呼吸，体のマインドフルネス
4. ボディースキャン
5. マインドフルウォーキング
6. 空のような心
7. RAIN 練習
8. 慈しみの瞑想
9. マインドフルな存在
   このオーディオプログラムは，以下のサイトからもダウンロードできます
   （英語版）。

   www.shambhala.com/mindfulnessprescription

監訳者あとがき

　この本を手に取ったあなたがADHD（Attention-Deficit/Hyperactivity Disorder）にみられる特徴に悩んでおられるのであれば，悩みを解消できるチャンスかもしれません。ぜひ，目を通し，紹介されているエクササイズを日々の生活に取り入れてくださることを切に望みます。日常生活に明らかな支障をきたすレベルのADHD症状がある方は，専門家と共に薬物療法を検討し，そのうえで，さらに生活しやすくなるための手段として本書を活用していただくとよいでしょう。ご家族や身近な方にADHDの特徴がある方がおられ，そのことがきっかけでこの本に出合った人は，その方がご自身のADHD傾向に気づいていないのであればなおさら，その人に本書を手渡す前に，まず，ご自身で目を通してエクササイズにトライし，ADHDをもつ方々のご苦労や紹介されているエクササイズの意義や良さを実感されることをお勧めします。

　元来，仏教思想と修行の中から生まれたマインドフルネスの医療・保健領域での活用は，慢性痛の緩和に始まり，うつ病の再発予防などからメンタルヘルスの維持・向上といった予防医学の側面に至るまで広がり，現在ではADHDを含む多くの対象に対して有効性が認められるようになりました。ADHDは注意欠如・多動症と訳されます。一方で，マインドフルネスは注意訓練（attention training）の一種であると言えます。すなわち，ADHDに対するマインドフルネスは，ADHDの中核的な問題点である「注意」をダイレクトに扱った介入法であり，注意を向けたいところへ意識を集中させたり，体験と自分自身との距離を調節できるようにエクササイズを重ねます。本書は，ADHDの方々の困難に寄り添いながらマインドフルネスを紹介し実践を積めるように構成されています。

　本書が紹介しているマインドフルネスは，この数年の間に，ADHDをもつ方々がこれを学んで実践することにより生活しやすくなるという研究報告が相次いでいますが，ADHDによる困難を緩和するための有効な手段として，すでに，薬物療法をはじめ心理社会的な介入法の一つである認知行動療法（Cognitive Behavioral Therapy：CBT）がよく知られています。ADHDに対するCBTは，日常生活の過ごしづらさ（たとえばモノや時間の管理ミスなど）について具体的に取り上げ，ご本人の捉え方（認知）に言及しながら対処法を工夫し実践してい

くものです。マインドフルネスによる効果は，CBT と同様，薬物療法の効果を補完するといった側面を有しますので，すでに薬物療法を受けておられる方は主治医と相談しながら学びを深めていただければと思います。また，すでに CBT を学んで活用されている方は，マインドフルネスをさらに学ぶと，CBT のスキルと合わせてより快適に過ごすヒントが増えると考えられます（本書でも少しですが CBT との関連について触れています）。ただ，ここで注意していただきたいことは，CBT やマインドフルネスなどの心理社会的な工夫は，同時並行で習得しようとするのではなく，一種類ずつ順にマスターしていただきたいということです。

　本書をきっかけにマインドフルネスを生活習慣に取り入れることにより，読者の皆様の毎日がより健やかになりますことを心より願っております。

中野有美

索引

■翻訳協力者（50音順／2021年度所属）

・名古屋市立大学大学院人間文化研究科臨床心理コース一期生（2017年度入学）

勝野飛鳥（リーダー）南山大学保健センター

荒木千恵	くりきメンタルクリニック
大橋直樹	医療法人 静風会 大垣病院
岡本紗蓉	なごや子ども応援委員会
五藤能敬	一宮児童相談センター
鈴木麻里絵	なごや子ども応援委員会
立川祐望	なごや子ども応援委員会
長浦知美	なごや子ども応援委員会
中村　亮	なごや子ども応援委員会
村井諒子	塩釜口こころクリニック
山口　至	愛知県精神保健福祉センター

・名古屋市立大学大学院人間文化研究科臨床心理コース二期生（2018年度入学）

飯田彩斗	名古屋市立大学大学院人間文化研究科博士後期課程
大波典子	社会福祉法人名古屋市総合リハビリテーション事業団臨床心理科
碇塚裕也	
勝　愛里	名古屋市立大学大学院人間文化研究科
久米雪絵	南山大学保健センター
甲村愛優美	名古屋市西部児童相談所
後藤健太	ひだまりこころクリニック
東城加歩	なごや子ども応援委員会
成瀬茉里香	名古屋市西部児童相談所
丹羽絵理香	浜松医科大学医学部附属病院精神科神経科
長谷川公子	相生山ほのぼのメモリークリニック
服部愛美	岐阜市子ども・若者総合支援センター "エールぎふ"
平田英恵	南丹市子育て発達支援センター
星屋佳映	名古屋市立大学病院
山口真依	なごや子ども応援委員会
山口裕也	おかざきよろず心のクリニック
山田明彦	名古屋市子どもの権利相談室・なごもっか
吉村蒔歩	一宮児童相談センター

■監訳者略歴

大野　裕（おおの・ゆたか）

一般社団法人認知行動療法研修開発センター理事長，ストレスマネジメントネットワーク代表。1950年，愛媛県生まれ。1978年，慶應義塾大学医学部卒業と同時に，同大学の精神神経学教室に入室。
その後，コーネル大学医学部，ペンシルバニア大学医学部への留学を経て，慶應義塾大学教授（保健管理センター）を務めた後，2011年6月より，独立行政法人　国立精神・神経医療研究センター　認知行動療法センターセンター長を経て，現在に至る。
Academy of Cognitive Therapy の設立フェローで公認スーパーバイザー，日本認知療法・認知行動療法学会理事長，日本ポジティブサイコロジー医学会理事長。
著書に『簡易型認知行動療法実践マニュアル』（ストレスマネージメントネットワーク，2017），『こころが晴れるノート』（創元社，2003），『はじめての認知療法』（講談社現代新書，2011）『精神医療・診断の手引き』（金剛出版，2014），『ポジティブ精神医学（監訳）』（金剛出版，2018）ほか多数。認知療法・認知行動療法学習サイト『こころのスキルアップ・トレーニング【ここトレ】』監修。AIチャットボット『こころコンディショナー』監修。

中野有美（なかの・ゆみ）

南山大学人文学部心理人間学科教授／保健センター長。
愛知県生まれ。名古屋市立大学医学部卒業と同時に，同大学の精神医学教室に入局。
その後，同大学の大学病院専門外来でパニック障害や社交不安障害の認知行動療法を実施する傍ら，2004年，同大学大学院精神認知行動医学分野博士課程修了，博士（医学）を取得。同大学大学院人間文化研究科教授を経て，現在に至る。日本認知療法・認知行動療法学会役員，Academy of Cognitive Therapy の認定治療者，認定評価者。2011年より始まった厚生労働省うつ病の認知行動療法研修事業にコアスーパーヴァイザーとして携わる。現在は，南山大学保健センター長，産業医，学校医の立場から予防精神医学の実践，不適応を起こしている学生への対応，合理的配慮の概念啓蒙や実戦統括を担っている。

■訳者略歴

中川敦子（なかがわ・あつこ）

名古屋市立大学人間文化研究科教授。
筑波大学第2学群人間学類卒業後，金沢医科大学神経精神医学教室助手，統合失調症のtemporal disorientation 等の神経心理学研究の後，オレゴン大学へのフルブライト留学を経て，同教室講師。筑波大学にて博士号（心理学）取得後，1996年より名古屋市立大学に赴任し，現在に至る。認知神経心理学的アプローチの関心があり，注意を気質の枠組みでとらえ，その初期発達について，眼球運動計測や質問紙を用いて検討を進めている。臨床心理士，公認心理師。

大人の ADHD のためのマインドフルネス

注意力を強化し，感情を調整して，目標を達成するための８つのステッププログラム

2021 年 12 月 10 日　印刷
2021 年 12 月 20 日　発行

著　者　リディア・ジラウスカ
監訳者　大野　裕・中野有美
訳　者　中野有美・中川敦子
発行者　立石正信
装丁　臼井新太郎
装画　清沢佳世
印刷・製本　音羽印刷
株式会社　金剛出版
〒 112-0005　東京都文京区水道 1-5-16
電話 03（3815）6661（代）
振替 00120-6-34848

ISBN978-4-7724-1851-5　C3011　　　　　　　Printed in Japan ©2021

成人のADHDに対する認知行動療法

[著]=ラッセル・ラムゼイ　アンソニー・ロスタイン
[監訳]=武田俊信　坂野雄二　[訳]=武田俊信　金澤潤一郎

●A5判　●並製　●280頁　●定価 **3,960** 円
● ISBN978-4-7724-1259-9 C3011

ADHD を抱えている成人の①日常の困難と②その治療法，
さらには③その治療法の根拠の検証と④症例呈示，
⑤治療過程の問題点から⑥治療終結後のサポートまでを
順に追って説明する。

ASD に気づいてケアする CBT
ACAT 実践ガイド

[著]=大島郁葉　桑原 斉

●B5判　●並製　●224頁　●定価 **3,080** 円
● ISBN978-4-7724-1781-5 C3011

ASD を正しく知って
CBT で丁寧にケアするための，
全 6 回＋プレセッション＋フォローアップから
構成された実践プログラム！

思春期・おとなの自閉スペクトラム症
当事者・家族の自己理解ガイド

[編著]=大島郁葉　[著]=大島郁葉　鈴木香苗

●四六判　●並製　●248頁　●定価 **3,080** 円
● ISBN978-4-7724-1708-2 C3011

小さいころに自閉スペクトラム症と
言われなかった当事者と家族のための
アセスメントや診断プロセスを
分かりやすく解説した自己理解ガイド。

価格は 10%税込です。

セルフ・コンパッション 新訳版
有効性が実証された自分に優しくする力

[著]=クリスティン・ネフ
[監訳]=石村郁夫 樫村正美 岸本早苗 [訳]=浅田仁子

●A5判 ●並製 ●322頁 ●定価 **3,740** 円
● ISBN978-4-7724-1820-1 C3011

セルフ・コンパッションの実証研究の
先駆者であるK・ネフが自身の体験や
学術的知見などを踏まえて解説した一冊。
新訳版で登場！

コンパッション・マインド・ワークブック
あるがままの自分になるためのガイドブック

[著]=クリス・アイロン エレイン・バーモント
[訳]=石村郁夫 山藤奈穂子

●B5判 ●並製 ●380頁 ●定価 **3,960** 円
● ISBN978-4-7724-1804-1 C3011

コンパッション・マインドを育てる
具体的なステップと方法が学べる，
コンパッション・フォーカスト・セラピーの
実践「ワークブック」。

頑張りすぎない生き方
失敗を味方にするプログラム

[著]=エリザベス・ロンバード
[監訳]=大野 裕 [訳]=柳沢圭子

●B5判 ●並製 ●230頁 ●定価 **3,080** 円
● ISBN978-4-7724-1540-8 C3011

認知行動療法に基づいた
BTP（Better Than Perfect：完璧よりもすばらしい）プログラムを使い，
自分の思考パターンを
より良い方向に変えていく。

価格は10%税込です。

マインドフルネス実践講義
マインドフルネス段階的トラウマセラピー（MB-POTT）

［著］=大谷 彰

●A5判 ●並製 ●184頁 ●定価 **3,080** 円
● ISBN978-4-7724-1555-2 C3011

ベテランセラピスト，ビギナーセラピスト，
当事者にとって役に立つ，
「マインドフルネス段階的トラウマセラピー」（MB-POTT）が
学べる最良の実践ガイド！

マインドフルネスのはじめ方
今この瞬間とあなたの人生を取り戻すために

［著］=ジョン・カバットジン
［監訳］=貝谷久宣 ［訳］=鈴木孝信

●A5判 ●並製 ●200頁 ●定価 **3,080** 円
● ISBN978-4-7724-1542-2 C3011

読者に考えてもらい実践してもらうことを
促すための簡潔な言葉と
5つのガイドつき瞑想で体験的に
マインドフルネスを学べる入門書。

コーピングのやさしい教科書

［著］=伊藤絵美

●四六判 ●並製 ●220頁 ●定価 **2,420** 円
● ISBN978-4-7724-1827-0 C0011

自分に合ったストレス対処法が
きっと見つかる！
5つのレッスンでやさしく学べる
自分を助ける（セルフケア）コーピングの技術

価格は10%税込です。